国家老年疾病临床医学研究中心（解放军总医院）

中国老年医学学会 ｜ 编著

解放军老年医学专业委员会

感染诱发的老年多器官功能障碍综合征
诊断与治疗中国指南

2019

人民卫生出版社

图书在版编目（CIP）数据

感染诱发的老年多器官功能障碍综合征诊断与治疗中国指南 .2019 / 国家老年疾病临床医学研究中心（解放军总医院），中国老年医学学会，解放军老年医学专业委员会编著 . —北京：人民卫生出版社，2020

ISBN 978-7-117-29797-4

I.①感… II.①国…②中…③解… III.①感染 – 作用 – 老年人 – 多器官功能衰竭 – 诊疗 – 中国 – 指南 IV.①R442.8-62

中国版本图书馆 CIP 数据核字（2020）第 024456 号

**感染诱发的老年多器官功能障碍综合征
诊断与治疗中国指南 2019**

编　　著：国家老年疾病临床医学研究中心（解放军总医院）
　　　　　中国老年医学学会
　　　　　解放军老年医学专业委员会
出版发行：人民卫生出版社（中继线 010-59780011）
地　　址：北京市朝阳区潘家园南里 19 号
邮　　编：100021
E - mail：pmph @ pmph.com
购书热线：010-59787592　010-59787584　010-65264830
印　　刷：三河市潮河印业有限公司
经　　销：新华书店
开　　本：787 × 1092　1/16　印张：5
字　　数：112 千字
版　　次：2020 年 3 月第 1 版　2020 年 3 月第 1 版第 1 次印刷
标准书号：ISBN 978-7-117-29797-4
定　　价：18.00 元

打击盗版举报电话：010-59787491　E-mail：WQ @ pmph.com
质量问题联系电话：010-59787234　E-mail：zhiliang @ pmph.com

《感染诱发的老年多器官功能障碍综合征诊断与治疗中国指南2019》制定与审核专家委员会

主任委员

范　利（中国人民解放军总医院）

执行委员会主任委员

刘宏斌（中国人民解放军总医院）

执行委员会副主任委员

曹　丰（中国人民解放军总医院）

边素艳（中国人民解放军总医院）

白永怿（中国人民解放军总医院）

顾问委员会

付小兵（中国人民解放军总医院）　　　　陈振玉（中国人民解放军总医院）

韩雅玲（中国人民解放军北部战区总医院）　李幼平（中国循证医学中心）

陈香美（中国人民解放军总医院）　　　　李小鹰（中国人民解放军总医院）

俞森洋（中国人民解放军总医院）

核心专家组（按姓氏汉语拼音排序）

曹　丰（中国人民解放军总医院）　　　　刘玉兰（北京大学人民医院）

陈良安（中国人民解放军总医院）　　　　宋　青（中国人民解放军总医院）

陈韵岱（中国人民解放军总医院）　　　　孙铁英（卫生部北京医院）

陈振玉（中国人民解放军总医院）　　　　田　慧（中国人民解放军总医院）

程庆砾（中国人民解放军总医院）　　　　吴本俨（中国人民解放军总医院）

范　利（中国人民解放军总医院）　　　　吴卫平（中国人民解放军总医院）

何　耀（中国人民解放军总医院老年医学　解立新（中国人民解放军总医院）

　　　研究所）　　　　　　　　　　　　严　静（浙江医院）

何昆仑（中国人民解放军总医院）　　　　杨跃进（中国医学科学院阜外医院）

黎檀实（中国人民解放军总医院）　　　　杨云梅（浙江大学第一附属医院）

刘宏斌（中国人民解放军总医院）　　　　周飞虎（中国人民解放军总医院）

刘荣玉（安徽医科大学第一附属医院）　　宗志勇（四川大学华西医院）

学术委员会（按姓氏汉语拼音排序）

蔡广研（中国人民解放军总医院）

曹　丰（中国人民解放军总医院）

陈良安（中国人民解放军总医院）

陈韵岱（中国人民解放军总医院）

陈振玉（中国人民解放军总医院）

程庆砾（中国人民解放军总医院）

崔　华（中国人民解放军总医院）

窦立萍（中国人民解放军总医院）

范　利（中国人民解放军总医院）

方向群（中国人民解放军总医院）

高德伟（中国人民解放军总医院）

何　耀（中国人民解放军总医院老年医学研究所）

何昆仑（中国人民解放军总医院）

胡文立（首都医科大学附属北京朝阳医院）

华　琦（首都医科大学宣武医院）

黄　炜（唐山市工人医院）

贾建军（中国人民解放军总医院）

黎檀实（中国人民解放军总医院）

李　玺（西安交通大学第二附属医院）

李春霖（中国人民解放军总医院）

李天志（中国人民解放军总医院）

令狐恩强（中国人民解放军总医院）

刘　泽（南部战区总医院）

刘代红（中国人民解放军总医院）

刘宏斌（中国人民解放军总医院）

刘荣玉（安徽医科大学第一附属医院）

刘文清（中国人民解放军第九六〇医院）

刘英华（中国人民解放军总医院）

刘玉兰（北京大学人民医院）

龙怀聪（四川省人民医院）

鹿庆华（山东大学第二医院）

毛永辉（北京医院）

母义明（中国人民解放军总医院）

屈秋民（西安交通大学第一附属医院）

宋　青（中国人民解放军总医院）

孙铁英（北京医院）

田　慧（中国人民解放军总医院）

拓西平（海军医科大学第一附属医院）

万　军（中国人民解放军总医院）

王晓明（空军军医大学西京医院）

王振福（中国人民解放军总医院）

吴本俨（中国人民解放军总医院）

吴红梅（四川大学华西医院）

吴卫平（中国人民解放军总医院）

解立新（中国人民解放军总医院）

熊　玮（陆军军医大学第一附属医院西南医院）

许家仁（江苏省人民医院）

严　静（浙江医院）

杨　丽（四川大学华西医院）

杨跃进（中国医学科学院阜外医院）

杨云梅（浙江大学第一附属医院）

杨云生（中国人民解放军总医院）

于健春（北京协和医院）

于生元（中国人民解放军总医院）

周飞虎（中国人民解放军总医院）

朱宏丽（中国人民解放军总医院）

宗志勇（四川大学华西医院）

证据评价小组

何　耀（中国人民解放军总医院老年医学研究所）

刘　淼（中国人民解放军总医院老年医学研究所）

龙莉艳（中国人民解放军总医院）

撰稿委员会(按姓氏汉语拼音排序)

白永怿(中国人民解放军总医院)　　　　卢艳慧(中国人民解放军总医院)

边素艳(中国人民解放军总医院)　　　　孙　虹(中国人民解放军总医院)

高凌根(中国人民解放军总医院)　　　　王雪萍(中国人民解放军总医院)

李婷婷(中国人民解放军总医院)　　　　吴海云(中国人民解放军总医院)

刘　霖(中国人民解放军总医院)　　　　徐国纲(中国人民解放军总医院)

刘荣玉(安徽医科大学第一附属医院)　　杨　光(中国人民解放军总医院)

卢学春(中国人民解放军总医院)　　　　杨云梅(浙江大学第一附属医院)

秘书处(中国人民解放军总医院)

边素艳　李月蕊　白永怿　章　欣　孟文文　冷文修　王娟丽　肖湖南

通讯作者　范　利　E-mail: fl6698@163.com;刘宏斌　E-mail: liuhbin301@sohu.com

序

　　随着我国人口老龄化进程的加快，人类的健康期望寿命逐渐延长，老年人医疗卫生服务需求、医疗花费和社会支持需求不断增加，给社会经济造成了巨大的负担。老年多器官功能障碍综合征（MODSE）作为老年病临床常见的急危重症，发病率高、病情凶险、病死率高，是导致老年人死亡的重要原因之一。

　　MODSE 涉及肺、心、肾、胃肠、肝、中枢神经、外周循环、凝血功能等多个器官系统的损害，与年轻人不同，老年人（≥ 65 岁）的 MODSE 多是在器官老化和患有多种慢性疾病的基础上发生，加之衰弱、肌少等老年人特有的临床情况，导致 MODSE 的病情更为复杂，临床表现个体差异大，治疗矛盾多，往往需要多学科的知识和技术提供全面的综合评估和救治。而我国老年医学和重症医学的理念起步较晚，迫切需要推出适合老年群体的 MODSE 临床诊断标准和科学管理方案，供临床医师参考，提高老年危重症的管理水平。

　　MODSE 的发病诱因较多，如感染、创伤、大手术、败血症等。其中感染，特别是肺部感染，是 MODSE 的首位发病诱因。2018 年 1 月，国家老年疾病临床研究中心（解放军总医院）联合中国老年医学学会，针对感染诱发的 MODSE（i-MODSE），发布了我国首部《感染诱发的老年多器官功能障碍综合征（i-MODSE）诊治中国专家共识》，目前国内外尚缺乏这一领域的临床实践指南。

　　为此，国家老年疾病临床医学研究中心（解放军总医院）发起，联合中国老年医学学会和解放军老年医学专业委员会，在该共识基础上，由范利、刘宏斌、曹丰教授牵头，成立了指南制定委员会。《感染诱发的老年多器官功能障碍综合征诊断与治疗中国指南 2019》（以下简称《指南》）制定参考了世界卫生组织、美国心脏病协会、中华医学会指南制定流程，经过严格的临床问题遴选、广泛的文献检索及综合的证据评价，形成推荐意见。证据检索文献库包括美国生物医学文献数据库（PubMed）、荷兰医学文献检索系统（EMBASE）、中国生物医学文献数据库（CBM）、中国知识资源总库（CNG）及中国医学科学院医学信息研究所文献平台。《指南》初稿形成后，指南制定委员召开了 10 余场专题研讨会，全国多学科 60 余名专家对指南涵盖的关键临床问题进行了深入研讨，对争议较大的问题，以专家不记名投票形成共识。2019 年 10 月，由数十名重症医学、心血管内科、呼吸内科、感染科、肾脏病科、消化内科、神经内科、血液病科、内分泌科、老年医学、医学信息学等方面的专家对《指南》进行了审核并定稿。后又发布了《指南》征求意见稿,征集了业界同行的意见,据此形成了《指南》最终稿,于2019 年 11 月发表在《中华老年多器官疾病杂志》第 18 卷第 11 期。

　　《指南》在借鉴国内外先进经验的基础上,结合我国感染诱发的老年多器官功能障碍综合征防治工作实践,充分应用老年人群循证医学证据,形成适合老年人的 i-MODSE 诊断、治疗和预后评估的推荐意见。作为我国首个 i-MODSE《指南》,其发布对规范这一疾病的早期诊断、分级评估及循证救治与管理,提供了重要的参考,希望《指南》的制定对提高我国 i-MODSE 的综合救治水平有积极帮助,从而降低 i-MODSE 的病死率和致残率,提高老年人群的健康水平。

2019 年 12 月

目　录

引 言

老年多器官功能障碍综合征（multiple organ dysfunction syndrome in the elderly, MODSE）是指老年人（≥ 65 岁）在器官老化和患有多种慢性疾病的基础上，因感染、创伤、大手术等因素的激发，24 小时后序贯或同时发生 2 个或 2 个以上器官功能障碍或衰竭的综合征[1,2]，病死率高达 75% 以上[3]，严重威胁患者的生命。

感染是 MODSE 的首位诱因，占发病诱因中的 64%~74%[4]，其中，肺部感染和泌尿系感染居多。对美国老年社区人群的调查显示，泌尿系感染是导致 MODSE 的最常见原因，占所有感染的 41%[5]；来自中国的调查数据显示，肺部感染是 MODSE 最常见诱因[6]，占所有感染的 38.1%[7]。早在 2000 年，王士雯院士团队就发现，肺脏作为首个衰竭器官的频率远远高于其他器官，达 45.3%[8]，由此提出了 MODSE 的"肺启动学说"，并于 2003 年制定了我国第一个 MODSE 的诊断标准（试行草案）[9]。2015 年中国中西医结合学会急救医学专业委员会修订了 MODSE 的诊断标准[10]，并制定了《老年多器官功能障碍综合征中西医结合诊疗专家共识（草案）》[11]。2018 年中国老年医学学会、国家老年疾病临床医学研究中心（解放军总医院）制定了《感染诱发的老年多器官功能障碍综合征诊治中国专家共识》[12]。该共识参考《2003 年 MODSE 的诊断标准（试行草案）》和脓毒症 Sepsis 3.0 中的评分标准，结合老年人各器官衰老的特点，制定了感染诱发 MODSE（infection-induced multiple organ dysfunction syndrome in the elderly, i-MODSE）的老年序贯性器官功能衰竭评估［sequential（sepsis-related）organ failure assessment score, SOFA］评分标准（SOFA of elderly，简称"SOFAE"），提出了简便易行的 i-MODSE 处置流程和治疗原则，对规范 i-MODSE 的临床诊治行为、提高诊疗水平提供了重要的参考。然而，该共识在 i-MODSE 器官功能损伤的早期评估以及基于循证医学的治疗推荐及依据未予详细分类，目前国内外尚缺乏在这一领域的临床实践指南。

为此，国家老年疾病临床医学研究中心（解放军总医院）牵头，与中国老年医学学会及解放军老年医学专业委员会在该共识基础上，按照国际[13]和国内[14]指南制定的方法与步骤，组建多学科指南制定专家工作组，包括重症医学、心血管内科、感染科、呼吸内科、肾脏病科、老年病科、消化内科、神经内科、血液病科、内分泌科、营养科、临床流行病学、医学信息学等十余个专科，先后经过指南制定调研、评估筹备、相关指南评价分析、临床问题遴选和确定、临床证据检索及等级评价、形成推荐意见等流程,经专家组 8 轮讨论,制定了《感染诱发的老年多器官功能障碍综合征诊断与治疗中国指南 2019》(以下简称《指南》)。本《指南》采用 AHA/ACC 的证据分级与推荐方法,见表 1 及表 2。

表 1　AHA/ACC 指南的推荐类别

推荐类别	定义	建议使用的表述
Ⅰ 类	指已证实和 / 或一致公认有益、有用和有效的操作或治疗	推荐
Ⅱ 类	指在有用和 / 或有效的证据方面尚存在不同观点的操作或治疗	
Ⅱa 类	有关证据或观点倾向于有用和 / 或有效,应用这些操作或治疗是合理的	应当考虑
Ⅱb 类	有关证据或观点尚不能被充分证明有用和 / 或有效,可考虑应用	可以考虑
Ⅲ 类	指已证实和 / 或一致公认无用和 / 或无效,并对一些病例可能有害的操作或治疗	不推荐

表 2　AHA/ACC 指南的证据等级

证据等级	研究类型
A 级	研究人群广泛,证据基于多项随机临床试验或荟萃分析
B 级	研究人群有限,证据基于单项随机临床试验或大型非随机对照研究
C 级	研究人群十分有限,仅为专家共识意见和 / 或基于小规模研究、回顾性研究和注册研究结果

1 i-MODSE 的定义及特点

i-MODSE 是指老年人患感染性疾病（如重症肺炎、泌尿系感染、腹腔脓肿、急性坏死性胰腺炎、化脓性胆囊炎、肠道感染等）24 小时后，序贯或同时出现 2 个或 2 个以上器官功能障碍或衰竭的临床综合征[15]。其机制和病理生理过程包括：感染诱导机体发生失控性全身炎症反应（即脓毒症），肠道细菌 / 内毒素移位，继而机体对感染免疫调控紊乱，导致广泛的免疫抑制和多个远隔器官功能的受损（严重脓毒症）等。

i-MODSE 常在器官功能受损的基础上发生，器官功能障碍发生顺序与原患慢性病相关。据国外资料统计，i-MODSE 多器官损伤中，心脏和肾脏损害占比最高，其中，合并心肌损伤的比例为 20%~60%[16,17]，合并射血分数减低心力衰竭的比例为 14%~27%[17,18]；合并急性肾损伤（acute kidney injury, AKI）的比例高达 16%~41%[19]。解放军总医院单中心 10 年回顾性研究显示，≥ 65 岁老年住院患者两个及以上多器官功能衰竭中，心力衰竭合并肾衰竭高达 53%，心力衰竭合并呼吸衰竭占 18%，呼吸衰竭合并肾衰竭占 12%，肝衰竭合并肾衰竭占 7%，心力衰竭合并肝衰竭占 6%[20]。i-MODSE 的临床表现与衰竭器官受损程度常不平行，且临床过程多样，病程迁延，治疗矛盾多，受累器官多，且难以完全逆转，因此，临床医务人员需重视 i-MODSE 早期器官损伤的功能评估及多学科救治。

2 感染的诊断、评估与治疗

2.1 感染的临床诊断

凡具下列 ≥ 2 项提示临床感染或可疑感染：①体温 >38℃ 或 <36℃；②静息心率 >90 次 /min；③过度通气(呼吸 >20 次 /min 或动脉血 CO_2 分压 <32mmHg)；④全血白细胞增多(>12×10⁹/L)，或白细胞减少(<4×10⁹/L)，或有超过 10% 的幼稚白细胞，或中性粒细胞分类增高；⑤血 C 反应蛋白(C reactive protein，CRP)或降钙素原(procalcitonin，PCT)升高[21]。对于发热、心率增快、过度通气等症状，需排除其他因素。对于疑似重症感染的患者，建议应用 qSOFA(quick SOFA)标准进行床旁快速评估，包括：呼吸频率 ≥ 22 次 /min；意识改变；收缩压 ≤ 100mmHg 三项内容。如果符合 qSOFA 标准 ≥ 2 项时，需对器官功能障碍的情况进行系统评估[22]。

感染部位的判断通常与突出的临床症状和体征有关，如黄痰、肺部新出现的湿性啰音、腹膜刺激征、腹部局限性压痛、尿路刺激征、皮肤红肿热痛等。然而，老年人症状多不典型，如出现不明原因的精神障碍(嗜睡、淡漠等)、血压下降等，也需警惕感染可能。常见感染部位包括：肺(35%)、腹部(21%)、泌尿系(13%)、皮肤和软组织(7%)、其他部位(8%)、未知部位(16%)[23]。

2.2 感染的病原学诊断

推荐在抗生素应用前进行病原体培养，包括血、痰、尿、便、伤口、咽拭子、导管、支气管肺泡灌洗液、置入假体、脑脊液或胸腔积液等病原体涂片、培养及药敏试验。有真菌感染的高危因素需要鉴别侵袭性念珠菌感染时，建议使用 1,3-β-D- 葡聚糖、甘露聚糖和抗甘露聚糖抗体检测。在流行性感冒流行季节，流行性感冒样症状患者，建议行快速抗原检测(需警惕其假阴性率高)、病毒核酸检测、动态监测 IgG 和 IgM 抗体水平及病毒分离培养。对于怀疑中心静脉导管感染的患者，建议从导管和外周静脉同时采血进行血培养

(需氧瓶和厌氧瓶2组)。分子生物学聚合酶链反应技术可体外扩增病原体的核酸序列，不受标本中病原菌体活菌数量的影响，因此灵敏度高、特异性强，但若环境中出现同种细菌污染，则易出现假阳性。对于重症或疑似重症感染的患者，还可应用宏基组测序技术检测病原体。

2.3 老年重症感染的高危因素评估

识别可能发生老年重症感染的高危患者，尽早临床评估并予以干预，有助于改善疾病的转归。老年重症感染的危险因素包括以下几个方面[24,25]。①一般因素：营养不良、长期卧床（>3个月）、老年衰弱等；②基础疾病：免疫功能缺陷、糖尿病、急性胰腺炎、胆道及肠道系统疾病、恶性肿瘤或白血病、肝/肾衰竭、器官移植、存在易出血的感染灶、中性粒细胞缺乏等；③解剖结构异常或介入干预：中心静脉导管、血液透析、腹膜透析、气管内插管或机械通气、胆道结构异常、近期介入治疗等；④药物因素：长期使用抗生素、近期使用类固醇激素、免疫抑制剂、非甾体类抗炎药、化疗药物等。

2.4 感染的治疗

尽早控制感染是i-MODSE患者的首要治疗措施[26-28]，能有效延长患者的生存期并改善预后[29-36]。

2.4.1 控制感染源

(1)推荐及时明确感染部位，尽早控制感染源（Ⅰ类推荐，B级证据）

对易于清除感染源的严重感染患者，如腹腔内脓肿、胃肠道穿孔、胆管炎、胆囊炎、坏死性软组织感染等，应在12小时内积极处理，尽快控制感染源[37-39]；应采取对生理损伤最小的有效干预措施（如经皮穿刺引流脓肿等），必要时可手术。如果留置的静脉导管是可能的感染源，应立即拔除导管，根据病情严重程度立即或适时进行其他部位的中心静脉置管。建议对有潜在感染的重症老年患者进行筛查，可以应用脓毒症的识别体系及评分系统（如：Robson识别工具、脓毒症筛查表格、脓毒症早期识别卡片等）。

(2)可以考虑应用物理手段（如血液滤过、免疫吸附等）去除i-MODSE患者炎症因子等致病因素（Ⅱb类推荐，B级证据）

炎症因子可以通过血液滤过中的对流作用或结合免疫吸附的方式从血液中移除。研究显示，连续性静脉-静脉血液滤过治疗能有效降低脓毒症休克患者血浆中炎症因子的浓度，如IFN-α、IL-1β、IL-2、IL-6、IL-10和IL-12[40]。持续性肾脏替代治疗同时结合具有细胞因子免疫吸附功能的滤器，能有效降低脓毒症患者血液中炎症因子的浓度，并显著改善脓毒症患者28天的存活率[41]。

2.4.2　抗感染治疗时机

推荐在控制感染源的基础上尽早开始静脉使用有效的抗菌药物，并保证有效的组织渗透浓度（Ⅰ类推荐，B级证据）

研究表明，抗感染治疗的延迟可致严重感染患者住院死亡率升高[29,30,42]，住院时间延长[31]。因此，及时有效的抗感染治疗是严重感染治疗的基石。重症感染患者早期应用广谱抗菌药物治疗，可以缩短抗感染治疗的疗程[32]。

2.4.3　抗感染药物选择

对于大多数i-MODSE患者，根据感染部位，推荐初始经验性抗感染治疗应包括覆盖所有可能的致病微生物；一旦病原菌的药敏确定，则调整为针对性的抗菌药物（Ⅰ类推荐，B级证据）

荟萃分析显示，恰当的经验性抗感染治疗可以显著降低重症感染患者的全因死亡率[33]。与持续经验性抗感染治疗相比，降阶梯治疗方案导致重症感染患者重症监护室（intensive care unit，ICU）住院时间延长[34]。联合抗感染治疗方案能提高重症感染患者，尤其是脓毒症休克患者的存活率[35]。临床常用碳青霉烯（美罗培南、亚胺培南）或β-内酰胺酶抑制剂的复合制剂（哌拉西林他唑巴坦或头孢哌酮/舒巴坦）。一旦药敏试验确定了病原菌，则应调整为具有针对性的抗菌药物。如存在耐甲氧西林金黄色葡萄球菌感染的危险因素时，可考虑使用万古霉素、替考拉宁、利奈唑胺等。对于军团菌感染高危风险的患者可加用大环内酯类或氟喹诺酮类抗感染药物。有患流行性感冒高危因素的患者，行流感病毒病原学检查，根据病毒分型，尽早使用针对性的抗病毒药物，如奥司他韦。

合并肾损伤时，依据估测的肾小球滤过率（estimated glomerular filtration rate，eGFR）或肌酐清除率，按肾损伤的不同严重程度进行剂量调整。抗菌药物的选用原则：①尽量避免使用肾毒性抗菌药物，如氨基糖苷类、多黏菌素类、糖肽类，确有应用指征时，严密监测肾功能情况及药物浓度；②对于主要经肾脏代谢、无肾毒性或轻度肾毒性的药物，据eGFR适当减量，或延长给药间期，如：青霉素类（阿莫西林、哌拉西林），头孢菌素类（头孢他啶、头孢吡肟），碳青霉烯类（美罗培南、亚胺培南、厄他培南），喹诺酮类（环丙沙星、左氧氟沙星）等；③对于经肝胆系统代谢或排泄的药物，可正常应用或稍减量，如大环内酯类，部分头孢菌素类（头孢哌酮、头孢曲松），利奈唑胺，替加环素及多数抗真菌药物（卡泊芬净、米卡芬净）等[36]。

合并肝功能障碍时，抗菌药物的选用原则：①对于主要经肝脏代谢且易出现毒性反应的药物，如氯霉素、利福平、红霉素酯化物、两性霉素B、磺胺类、四环素类等，应避免选择；②对于主要经肝脏清除且无明显毒性反应的药物，如红霉素、克林霉素、林可霉素等，需减量应用；③对于经肝、肾双途径清除的药物，如青霉素类（哌拉西林、美洛西林）、头孢菌素类（头孢曲松、头孢哌酮、头孢噻肟）等，若肝、肾功能同时减退则需减量应用；④对于主要由肾脏排泄的药物，肝功能受损时无需调整剂量，如氨基糖苷类、糖肽类抗菌药物以及头孢他啶、头孢唑啉等[36]。

2.4.4 抗感染治疗疗程

(1) i-MODSE 患者抗感染治疗疗程应当根据具体病情调整,经验性治疗不超过 3~5 天,建议总疗程 7~10 天(Ⅱa 类推荐,A 级证据)

《中国成人医院获得性肺炎与呼吸机相关性肺炎诊断和治疗指南(2018 年版)》推荐肺炎的抗菌药物治疗疗程为 7~8 天,对于病情危重,可酌情延长疗程[43]。多项研究显示,对于严重感染患者,与更长疗程的方案(>10 天)相比,短疗程的抗感染治疗(7~10 天)同样安全有效,且不增加病死率或感染复发率[44-46]。

(2)应当考虑监测 PCT 的水平,用于指导抗菌药物使用的疗程(Ⅱa 类推荐,A 级证据)

一项荟萃分析表明,监测 PCT 指导抗菌药物使用,可以在不影响预后的情况下减少严重感染患者抗菌药物用量[47]。此外,以 PCT 作指导,还可缩短抗菌治疗疗程,进而降低病死率[48]。因此,监测 PCT 或其他感染生物标记物浓度可作为临床细菌感染评估的重要辅助手段。对于初始怀疑 i-MODSE、但之后感染证据不足的患者,如 PCT ≤ 0.5μg/L 或降至峰值的 20% 以下,可以考虑暂停经验性抗感染治疗。

2.4.5 体温管理

发热(T>38℃)或低温(T<36℃)是重症感染的表现之一。在重症患者中,适度的体温升高被认为是一种可以带来益处的生理宿主防御,过度的体温升高易导致组织器官功能和代谢异常,增加不良预后的风险。此外,低温也可以导致机体感染不易控制、凝血功能障碍和其他并发症,患者死亡风险增加。

(1)体温管理的目标。 研究发现,重症感染患者通过物理降温,48 小时内将目标体温控制在 36.5~37℃是有利的,可使 14 天的病死率从 34% 降至 19%[49]。重症感染患者中体温管理的最佳时机、持续时间、控温目标仍需要继续探索。

(2)体温管理的方法。 ①物理降温。根据降温途径分为体表降温和血管内降温。水循环降温冰毯是目前我国临床最常用的降温治疗设备,操作相对简便,且易达到目标体温。对于老年患者降温速度宜放缓,一般在 5~8 小时达到目标体温为适宜。与传统的水循环降温冰毯相比,国外常用的水凝胶降温贴及静脉内置导管降温法更有利于体温控制[50]。血管内冷却系统的优点在于其能够快速有效地控制体温,平稳维持目标体温,并以稳定速度进行复温,但血管内降温技术具有导管相关并发症和中心静脉通道局限性等缺点。②药物降温。非甾体类抗炎药(nonsteroidal anti-inflammatory drugs,NSAIDs)如乙酰氨基酚、布洛芬、阿司匹林等,是临床常用的降温药物。一项 455 名重症感染患者应用布洛芬与安慰剂的随机对照研究显示,布洛芬可使患者体温降低,但是 2 组患者 30 天病死率无明显差异[51]。另一项小样本(82 例发热的重症患者)研究对比了体温强化管理组(T>38.5℃时每 6 小时应用布洛芬 650mg,当 T>39.5℃时加用电冰毯)和适度体温管理组(T>38.5℃时不予处理,当 T>40℃时开始处理,应用布洛芬和电冰毯降温直至 T<40℃）的临床获益,结果表明,体温强化管理组死亡率显著增加[52]。这 2 项研究提示,在发热的重症患者中应用 NSAIDs 须谨慎。尤其在伴有低血压、肝肾功能受损、水钠潴留、胃肠道出血和血小板功能障碍等患者中使用 NSAIDs 类药物时,需进行安全评估。

3 循环功能障碍的诊断、评估与治疗

3.1 循环功能障碍的诊断与评估

因感染引起的循环功能障碍,由于血管紧张度降低,导致低血压和血液再分布,机体不能将足够的氧运输到组织器官,从而引起细胞氧利用障碍,并伴血乳酸水平升高。急性循环衰竭的诊断应当根据临床、血流动力学和生物化学等方面进行综合考虑。

(1)推荐对皮肤(表皮灌注程度)、肾脏(尿量)、脑(意识状态)等器官进行组织灌注的临床评价(Ⅰ类推荐,C级证据)

推荐依据:对 i-MODSE 患者进行常规筛查,加强心率、血压、体温及其他体格检查参数的动态监测,严密观察皮肤(出现皮肤花斑、肢体湿冷、感觉异常等)、尿量(<20~40ml/h 可考虑肾灌注不足)及意识状态(反应迟钝、定向障碍、谵妄等),以便早期确定可能发生的休克并及时干预。

(2)循环衰竭时常合并低血压[定义为收缩压 <90mmHg,或较基线下降 ≥ 40mmHg,或平均动脉压(mean arterial pressure,MAP)<65mmHg],但低血压并非诊断循环衰竭的必要条件(Ⅰ类推荐,B级证据);推荐同时对中心静脉血氧饱和度(central venous oxygen saturation,ScvO$_2$)及其他灌注指标进行监测(Ⅰ类推荐,A级证据)

低血压并非诊断休克的必备条件,循环衰竭早期机体可通过血管收缩代偿性维持血压正常[53],但组织灌注和氧合可能已显著降低,此时可出现 ScvO$_2$ 下降和血乳酸水平升高[54,55]。ScvO$_2$ 可提供关于氧输送和氧平衡的重要信息,ScvO$_2$ 降低提示 O$_2$ 输送不足[54]。近期 2 项随机对照研究结果提示,ScvO$_2$ 基线水平较高者病死率较低[56,57]。ScvO$_2$ >70% 时,混合静脉或中心静脉血与动脉血 CO$_2$ 分压差(pCO$_2$ 间隙)>6mmHg,亦提示灌注不足[58,59]。另外需要注意的是,休克严重阶段因氧利用障碍,ScvO$_2$ 反而升高,往往提示病情危重。

(3)推荐对所有怀疑循环衰竭患者进行血清乳酸水平测定。血乳酸升高或碱缺失可作为评估及监测 i-MODSE 患者低灌注严重程度的敏感指标(Ⅰ类推荐,C级证据)

血清乳酸水平可作为危重病状态下判断组织低灌注严重程度的重要指标[60],特别是感染诱发循环障碍者。血乳酸水平的上限通常为 2mmol/L。然而研究表明,脓毒症休克患者血乳酸 >1.5mmol/L,病死率显著增加[61]。

3.2 循环功能障碍的治疗

(1) 推荐对存在循环衰竭的 i-MODSE 患者尽早采取液体复苏(Ⅰ 类推荐,C 级证据)。推荐应用晶体液对 i-MODSE 患者进行初始复苏和扩容(Ⅰ 类推荐,B 级证据)

研究显示,伴低血压的脓毒症患者中 2/3 对初始液体复苏有反应,最初 2 小时对液体复苏有反应的患者病死率较低[62],因此,i-MODSE 患者推荐早期液体复苏。当患者存在心力衰竭、体温过低、免疫功能低下、高碳酸血症和凝血功能障碍等情况时,液体复苏的效果较差[62]。

晶体液应作为 i-MODSE 治疗一线液体复苏的选择。多项 RCT 研究及系统综述比较了白蛋白与生理盐水、羟乙基淀粉与生理盐水在危重患者液体复苏中的作用,结果显示白蛋白在液体复苏中的效果并不优于生理盐水,但不增加死亡风险,对肾功能也具有一定的保护作用[63];羟乙基淀粉则会增加急性肾损伤(acute kidney injury,AKI)的发生风险,对凝血功能也有一定影响[64]。SAFE 试验的亚组分析[65]及系统性回顾研究[66](包括各种严重的 MODS 患者)均提示应用白蛋白无临床获益。CRISTAL Ⅲ研究对比了 ICU 危重患者使用的所有晶体液和胶体液,结果提示,胶体液(主要是羟乙基淀粉)同晶体液相比,90 天病死率有所升高[67]。此外,近期一项 RCT 研究显示,与生理盐水相比,与体液成分更接近的平衡盐溶液在危重患者的液体复苏中更有效,可以降低患者全因死亡和新增肾脏替代治疗发生率,并有利于肾功能的恢复[68,69]。因此,推荐晶体液,尤其是平衡盐溶液用于 i-MODSE 患者初始复苏和扩容的首选。

(2) 推荐去甲肾上腺素(norepinephrine,NE)作为首选缩血管药物(Ⅰ 类推荐,B 级证据);当需要使用更多缩血管药物来维持血压时,应当考虑联合应用小剂量血管加压素 (0.01~0.03U/min),但应避免单独使用血管加压素(Ⅱa 类推荐,B 级证据)

感染诱发循环衰竭的患者,心率增快与高死亡率呈正相关。NE 主要激动 α_1 受体,对 β_1 受体激动作用较弱,与多巴胺相比,对心率影响较小[70],因此推荐作为首选缩血管药物。SOAP Ⅱ研究显示,NE 治疗组心源性休克患者 28 天病死率和心律失常发生率均明显低于多巴胺治疗组[71]。Marik 等将 20 例感染诱发的循环衰竭患者随机分入 NE 组和多巴胺组,治疗后 MAP ≥ 75mmHg,测得 NE 组胃黏膜 pH(pHi,通过胃张力测定法测定)显著增加,而多巴胺组 pHi 显著降低[72]。Martin 等对 97 名患者进行前瞻性队列观察研究,结果提示,NE 组患者死亡率显著低于其他血管升压药物(多巴胺、肾上腺素,或两者合用)组($RR=0.68$,$95\%CI$:$0.54~0.87$)[73]。一项纳入 11 项随机试验比较 NE 与多巴胺的系统评价和荟萃分析同样不支持常规使用多巴胺治疗脓毒症休克[74]。总之,NE 能够迅速改善血流动力学,同时显著降低心律失常的风险,是感染诱发循环衰竭的首选升压药物。

NE 的常用剂量 0.1~0.2μg/(kg·min),建议通过中心静脉使用,以防出现渗漏致皮肤和皮下组织,导致缺血坏死。老年人持续静脉输注 NE 可能导致心律失常、心肌缺血和其他重要器官缺血,因此应用过程中需密切监测血压、心律、心率、血流动力学和临床状态变化,当器官灌注恢复和 / 或循环淤血减轻时应尽快停用[75]。

液体复苏仍不能维持目标血压时,可同时联合使用小剂量血管加压素。Russell 等对已接受 NE 治疗的脓毒症休克患者进行多中心随机双盲试验,亚组分析提示联合使用血管加压素可改善脓毒症休克患者 28 天和 90 天的生存率,但是对于严重脓毒症患者无明显获益[76]。另有研究显示,脓毒症休克伴有 AKI 患者应用血管加压素可以提升血压,增加尿量,改善预后,降低对肾脏替代治疗的需求[76]。

(3)当出现心力衰竭或持续组织灌注不足时,在充分液体复苏以及 MAP 达标的情况下,应当考虑短期应用多巴酚丁胺,以增加心输出量,维持重要器官的功能(Ⅱa 类推荐,B 级证据)

多巴酚丁胺是一种 β1 肾上腺素能受体激动剂。研究表明,感染致循环衰竭患者单用肾上腺素组 6 小时后血乳酸明显增加、pHi 降低,而联合应用 NE 与多巴酚丁胺组则无显著改变[77]。另一项包括 330 名脓毒症患者的多中心、随机、双盲试验显示,肾上腺素组和 NE 合用多巴酚丁胺组,两组间 28 天病死率、不良反应发生率、血管升压药撤除时间及达到血流动力学时间等方面均无明显差异[78]。

在老年急性失代偿性心力衰竭患者中短期静脉注射多巴酚丁胺未发现对病死率的不良影响[79]。一项研究显示,短期(72 小时)静脉注射多巴酚丁胺,可改善 ADHF 患者的血管功能,效应持续 2 周以上[80]。然而,持续静脉注射多巴酚丁胺则会增加死亡风险[81],可能与其致室性心律失常作用有关。

3.3　循环功能障碍的监测及预后评估

(1)推荐进行无创 / 有创血流动力学监测,以指导液体的补充量(Ⅰ 类推荐,C 级证据)

严重感染并发组织灌注不足的早期发现和早期有效的液体复苏至关重要[54,82]。早期目标导向性治疗(early goal-directed therapy,EGDT)要求一旦组织细胞出现灌注不足或缺氧状况,即应开始在血流动力学监测指导下积极补充液体,恢复血容量,保证组织灌注[54]。然而,近期研究并未发现 EGDT 可显著降低患者的全因死亡率[56,57,83]。i-MODSE 患者往往合并心功能不全,应根据血流动力学监测(如脉压、每搏输出量变异率等动态监测指标,或动脉压、心率等静态监测指标等)来指导液体复苏[75]。

(2)应当考虑以微循环监测为指导的液体管理策略(Ⅱa 类推荐,B 级证据)

微循环结构和功能对维持器官功能至关重要。研究显示,微循环改变同重症感染诱发的 MODS 结局密切相关。最初临床研究应用胃张力测定法,目前多使用体内电视显微镜直接微血管显像,局部 CO_2 产生的变化程度或毛细血管灌注特点都与器官功能障碍患者临床结局相关。Gutierrez 等[84]报道了以压力测定胃黏膜 pHi 值为液体复苏目标,只有胃黏膜 pHi 正常的患者从干预措施中获益。一项多中心临床观察试验纳入全球 36 个 ICU 的

501 名患者,结果提示合并心律失常及异常微循环指数者院内死亡风险明显增加(OR=3.24,95%CI:1.30~8.06)[85]。微循环和血流动力学监测,联合有效液体管理可以改善患者预后。

(3)推荐初始复苏期间应维持 MAP>65mmHg(Ⅰ类推荐,C 级证据)

MAP 是确保器官充分灌注的血流动力学指标之一。MODS 时应避免以下三种情况:灌注不足、组织水肿和血管过度收缩,最佳 MAP 水平才能维持三者之间的平衡。老年患者多合并高血压和动脉硬化,MAP 水平偏高。该项推荐的临床证据多为观察性研究和干预性研究。一项前瞻性观察试验结果显示,严重脓毒症患者(包括 i-MODSE 患者)MAP 目标值>65mmHg 可预防 AKI 的发生[86]。SEPSISPAM 研究显示,当 MAP<65mmHg 超过 2 小时,患者的死亡率显著增加[87];脓毒症休克患者,与 MAP 目标值 65~70mmHg 相比,进一步提高 MAP 至 80~85mmHg 并不能改善患者 28 天和 90 天死亡率,但较高水平的 MAP 水平可以预防高血压患者 AKI 的发生[88]。多项研究及指南推荐老年患者的 MAP>65mmHg,高血压患者 MAP>80mmHg;中心静脉压(central venous pressure,CVP)为 8~12cmH$_2$O[62,89-91],有助于维持跨肾灌注压,保护肾功能。然而,心肾损害高风险的老年人群,液体复苏过多过快会导致液体积聚,可加重心肾功能负担[92,93]。因此,老年人液体复苏应量出为入,动态微调,并注意监测 MAP 和 CVP[94],避免医源性水负荷过重。

(4)推荐 i-MODSE 患者液体复苏过程中,将乳酸和乳酸清除率作为判断预后的指标(Ⅰ类推荐,A 级证据)

i-MODSE 患者液体复苏治疗中,推荐应用乳酸清除率这一微创指标进行监测复苏效果。Jansen 等开展的一项随机试验将入选的 348 名脓毒症患者随机分为以乳酸为目标的程序化治疗组和不关注乳酸值的治疗组,结果提示以乳酸为目标的程序化治疗组住院死亡率下降了 9.6%[95]。另外一项随机前瞻性试验比较以 ScvO$_2$ 为指导或以乳酸水平为指导的两组预后,结果显示乳酸组病死率较低(23% vs 17%)[96]。系统评价结果提示血清乳酸清除率预测危重患者死亡率的灵敏度是 75%,特异度为 72%[97]。

4 心脏功能障碍的诊断、评估与治疗

心力衰竭是老年患者住院的主要原因之一,也是致使住院时间延长和住院死亡风险升高的重要因素[98,99]。心力衰竭住院患者中,约 15%~20% 为新发的急性心力衰竭(acute heart failure,AHF),大部分则为原有慢性心力衰竭的急性加重,即急性失代偿性心力衰竭(acute decompensated heart failure,ADHF)[100]。感染(肺部感染、感染性心内膜炎等)是 AHF 的常见病因之一,也是 ADHF 的重要诱因[101,102]。

4.1 感染诱发老年 AHF 的诊断与评估

(1)推荐对所有疑诊 AHF 的患者进行系统体格检查,并急查心电图、胸片、血清肌钙蛋白、血浆 D- 二聚体等进行全面评估(I 类推荐,C 级证据)

感染合并呼吸困难和 / 或水肿、疑似 AHF 的患者,均需进行系统体格检查,评估患者的生命体征和判断液体潴留的严重程度。注意患者有无近期体质量增加、颈静脉充盈、外周水肿、肺部啰音、端坐呼吸等;并须尽快完善心电图、胸片、血清肌钙蛋白、尿素氮(或尿素)、肌酐、胱抑素 C、电解质、血糖、促甲状腺激素、肝功能、血气分析、全血细胞计数、血浆 D- 二聚体等检查,以协助明确 AHF 的病因(与感染有关的急性冠脉综合征、感染性心内膜炎、脓毒性心肌病、肺栓塞等)[103,104]。

(2)推荐所有急性呼吸困难和疑诊 AHF 患者检测血浆利钠肽水平,利钠肽有助于 AHF 诊断和鉴别诊断(I 类推荐,A 级证据)

血浆利钠肽(BNP、NT-proBNP)检测有助于鉴别 AHF 和非心源性的急性呼吸困难。因此,所有急性呼吸困难和疑诊 AHF 老年患者均推荐检测血浆利钠肽水平[105-107]。利钠肽诊断心力衰竭的敏感性优于特异性,因而利钠肽水平正常(BNP<100pg/ml;NT-proBNP<300pg/ml)可用于排除 AHF[108]。然而,其他心脏疾病(如急性冠脉综合征等)以及非心源性因素(如 AKI、终末期肾病等)也可导致利钠肽水平升高,因此,不能仅凭利钠肽水平升高来确诊 AHF[109]。动态监测利钠肽水平是否可以指导心力衰竭的治疗,目

前尚存争议[110]。

(3)对血流动力学不稳定的 AHF 患者,推荐立即进行超声心动图及胸片检查;对心脏结构和功能不明的患者,推荐在 48 小时内进行超声心动图检查(Ⅰ类推荐,B级证据)

对血流动力学不稳定的 AHF 患者(尤其是心源性休克患者),以及怀疑有急性危及生命的心脏结构或功能异常的患者,推荐立即行超声心动图及胸片检查[104,111-113]。所有新发的 AHF 以及心脏结构和功能不明的患者,均应在 48 小时内完善超声心动图检查[114]。对心力衰竭合并心房颤动的老年患者,推荐常规进行超声心动图检查[115]。伴有发热的 AHF 或可疑 AHF 患者,在应用超声心动图评估心脏结构和功能的同时,注意观察有无瓣膜赘生物。

(4)推荐基于患者的症状、体征、BNP/NT-proBNP 水平及超声心动图结果明确 AHF 诊断(Ⅰ类推荐,C级证据)

参考《中国心力衰竭诊断和治疗指南 2018》[116]《中国急性心力衰竭急诊临床实践指南(2017)》[117],结合老年人特点,感染诱发老年 AHF 的诊断标准如下。

①心力衰竭的症状和/或体征:有休息或运动时出现呼吸困难、乏力、下肢水肿的临床症状,心音异常、心脏杂音、肺部啰音等体征;②心功能不全的客观检查:左室射血分数(left ventricular ejection fraction,LVEF)<40%;或 LVEF ≥ 40%,但血清利钠肽升高(BNP>100ng/L 和/或 NT-proBNP>900ng/L),同时符合以下至少 1 条:左室肥厚和/或左心房扩大;心脏舒张功能异常。

同时具备①+②,即可诊断心力衰竭。

需注意的是,诊断 AHF 时,NT-proBNP 水平应根据年龄和肾功能进行分层:60~74 岁应 >900ng/L,>75 岁应 >1 800ng/L;合并肾功能不全[eGFR<60ml/(min·1.73m^2)] 时应 > 1 200ng/L。

(5)推荐对所有确诊 AHF 患者进行病因及诱因的评估(Ⅰ类推荐,C级证据)

感染诱发的老年 AHF 患者常合并其他基础疾病[25,118],早期识别并处理除感染外 AHF 的其他急性病因或者诱因,有助于避免心功能的进一步恶化[119]。急性心肌梗死(acute myocardial infarction,AMI)所致的 AHF 患者应积极进行再灌注治疗;高血压急症所致的 AHF 应尽早应用血管扩张剂积极控制血压;因快速型心律失常或严重的缓慢型心律失常所致 AHF 应通过药物或电转复、临时起搏等纠正心律失常;对于急性心脏机械并发症所致 AHF 应急诊给予机械循环支持;急性肺血栓栓塞合并 AHF 者应给予药物溶栓或介入取栓治疗。

(6)推荐对所有确诊 AHF 患者,根据是否存在淤血和外周组织低灌注情况进行"冷暖湿干"分型(Ⅰ类推荐,C级证据)

对所有确诊 AHF 患者,根据是否存在淤血(分为"湿"和"干")和外周组织低灌注情况(分为"暖"和"冷")的临床表现,可将 AHF 患者分为 4 型:"干暖""干冷""湿暖""湿冷",该分型有助于指导 AHF 的早期治疗及预后评估[100]。具体分型方法参考《中国急性心力衰竭急诊临床实践指南(2017)》[117]。

(7)推荐对所有 AMI 并发 AHF 的患者进行 Killip 心功能分级(Ⅰ类推荐,C级证据)

Killip 心功能分级是 AMI 所致 AHF 患者早期危险分层的基础。该分级不仅能进行风险评估及预后预测,还因与血流动力学状态密切对应,而有助于指导临床上正确救治,对于挽救高龄老年高危患者的生命尤为重要。具体分级参考《中国急性心力衰竭急诊临床实践指南(2017)》[117]。

4.2 感染诱发老年 AHF 的治疗

(1)推荐有液体潴留证据的 AHF 患者使用利尿剂,首选袢利尿剂(I 类推荐,B 级证据);存在利尿剂抵抗的老年 AHF 患者,可以考虑袢利尿剂与噻嗪类利尿剂合用(Ⅱb 类推荐,C 级证据),有条件者应当考虑行血液超滤治疗(Ⅱa 类推荐,B 级证据)

利尿剂是目前快速缓解 AHF 容量超负荷的主要措施,对于减轻液体潴留导致的呼吸困难等临床症状疗效显著[120,121]。有液体潴留证据的 AHF 患者均应及早使用利尿剂,首选静脉袢利尿剂,如呋塞米、托拉塞米、布美他尼[122]。既往没有接受过利尿剂治疗的患者,宜先静脉注射呋塞米 20~40mg(或等剂量其他袢利尿剂)。如果平时使用口服袢利尿剂治疗,最初静脉剂量应等于或大于平时的每日剂量。利尿剂的给药方式目前尚无定论(相关研究结果不一致),高质量的临床研究较少,一项纳入了 10 项随机对照研究的荟萃分析发现,静脉推注或持续静脉输注袢利尿剂,疗效及不良反应发生率均无显著差异[123]。

利尿剂抵抗患者,可考虑袢利尿剂与噻嗪类利尿剂合用。小样本研究显示[124],袢利尿剂与噻嗪类利尿剂合用,对部分存在利尿剂抵抗的 AHF 患者有效。一项评价袢利尿剂与噻嗪类利尿剂联合应用治疗 ADHF 的多中心、随机、双盲、对照研究(CLOROTIC 研究)正在进行中,该研究将提供更高质量的临床证据[125]。

临床研究显示,血液超滤治疗对于 ADHF 容量的控制及预后均优于袢利尿剂[126,127]。一项纳入 44 例因 ADHF 住院的回顾性队列研究显示,对于伴有利尿剂抵抗,采用血液超滤治疗在减轻水钠潴留方面更为有效,且 90 天再住院、需急诊处理的事件显著低于标准治疗组,提示对于存在利尿剂抵抗的 ADHF,血液超滤治疗是有效而安全的一项措施[128]。基于此,高容量负荷如肺水肿或严重外周水肿、且存在利尿剂抵抗的患者应当考虑血液超滤治疗。

(2)对感染诱发的老年 AHF 患者,在袢利尿剂基础上,推荐早期加用托伐普坦(I 类推荐,B 级证据);应当考虑重组人利钠肽用于老年 ADHF 患者(Ⅱa 类推荐,B 级证据)

加压素 V_2 受体拮抗剂托伐普坦作用于肾脏集合管,竞争性阻断精氨酸加压素受体,抑制自由水重吸收,从而对顽固性水肿或低钠血症者疗效更显著,推荐用于常规利尿剂治疗效果不佳、有低钠血症或有肾功能损害倾向患者。K-STAR 研究发现,与袢利尿剂加量比较,AHF 患者在应用袢利尿剂基础上加用托伐普坦,较袢利尿剂加量,利尿效果更好,且发生 AKI 的风险更低[129]。最近一项老年 ADHF 患者的随机对照研究显示,在呋塞米基础上早期加用托伐普坦可降低 AKI 的发生率,且有助于降低 90 天心力衰竭再入院和心血管死亡[130]。该药常规剂量为 7.5~15mg/d,口服,老年人服药期间注意监测血钠。

重组人利钠肽的结构与人体产生的 BNP 完全相同,可通过扩张静脉和动脉(包括冠状动脉),降低心脏的前、后负荷;同时具有一定的促进钠排泄、利尿及抑制肾素 - 血管紧张素 - 醛固酮系统(renin-angiotensin-aldosterone system,RAAS)和交感神经系统的作用,从而在兼具利尿、扩血管作用的同时,阻止 AHF 演变中的恶性循环[131]。研究显示,该药可明显改善老年 AHF 患者血流动力学和呼吸困难的相关症状[132]。

(3)收缩压 >90mmHg 的 AHF 患者可以考虑应用硝酸酯类血管扩张药物,以减轻心脏负荷(Ⅱb 类推荐,B 级证据)

静脉应用血管扩张剂是用来缓解 AHF 患者症状的第二种常用药物(仅次于利尿剂),硝酸酯类(硝酸甘油、单硝酸异山梨酯注射液等)兼具扩张动静脉的作用,从而能够快速减低心脏前、后负荷,并能增加心搏量。血管扩张剂尤其适用于伴有血压升高的 AHF 患者,禁用于收缩压 <90mmHg 者,伴有二尖瓣或主动脉瓣狭窄的患者慎用[133]。硝酸酯类药物适用于 AHF 合并高血压、冠心病心肌缺血、二尖瓣反流的患者[134]。紧急时亦可选择舌下含服硝酸甘油。

(4)应当考虑对老年感染诱发 AHF 患者应用左西孟旦(Ⅱa 类推荐,B 级证据)

左西孟旦是一种钙增敏剂,与心肌肌钙蛋白 C 结合产生正性肌力作用,不影响心室舒张,也不增加氧耗,还具有扩张血管的作用。LIDO 研究显示,与多巴酚丁胺组相比,静脉注射左西孟旦可显著改善严重低心排 AHF 患者的血流动力学,且患者的 180 天病死率呈降低趋势[135]。最近国内一项针对感染诱发老年 AHF 的随机对照研究显示,与多巴酚丁胺组相比,静脉注射左西孟旦可显著改善患者的 LVEF 和组织灌注,2 组的 ICU 住院时间和 28 天病死率无显著差异[136]。鉴于感染诱发的老年心力衰竭患者有较高的低血压风险,建议左西孟旦在 MAP 已达标的患者中使用。

(5)心房颤动伴快速心室率(>110 次 /min)的 AHF 患者,应当考虑静脉推注西地兰(Ⅱa 类推荐,B 级证据)

洋地黄类药物可轻度增加心输出量,降低左心室充盈压和改善症状。主要适应证是心房颤动伴快速心室率(>110 次 /min)的 AHF。使用剂量为西地兰 0.2~0.4mg 缓慢静脉注射,2~4 小时后可再用 0.2mg,但 AMI 后 24 小时内应尽量避免使用。最近的一项荟萃分析显示,洋地黄类药物有助于控制心房颤动患者心室率、改善症状,但是否可以改善心力衰竭伴心房颤动患者的预后,尚不清楚[137]。一项纳入 39 693 例感染伴心房颤动患者的研究显示,β 受体阻滞剂较钙通道阻滞剂、洋地黄类药物更有助于改善患者的预后,但该研究暂无心力衰竭及老年亚组分析,是否适用于感染诱发的老年 AHF 患者心房颤动心室率控制,尚需谨慎[138]。

(6)推荐根据血流动力学状况决定是否继续应用或加用改善心力衰竭预后的药物(Ⅰ 类推荐,C 级证据)

慢性心力衰竭患者出现失代偿和心力衰竭恶化,如无血流动力学不稳定或禁忌证,可继续应用原有的改善心力衰竭预后的药物治疗,包括 β 受体阻滞剂、ACEI/ARB、醛固酮受体拮抗剂等。血流动力学不稳定(收缩压 <85mmHg,心率 <50 次 /min),血钾 >5.5mmol/L 或伴有严重肾功能不全的 AHF 患者,则应考虑暂时停用上述药物。β 受体阻滞剂在 AHF 患者中可继续使用,但并发心源性休克时应停用。对于新发心力衰竭患者,在血流动力学稳定后,应给予改善心力衰竭预后的药物。

(7)推荐对深静脉血栓和肺栓塞发生风险较高、且无抗凝治疗禁忌的患者应用抗凝治疗(Ⅰ类推荐,B级证据)

心力衰竭与血栓栓塞密切相关。包括 6 378 例心力衰竭患者的 SOLVD 研究显示,女性 LVEF 每降低 10%,血栓栓塞的危险性增加 53%。另有研究表明,LVEF 下降 5%,脑卒中危险性增加 18%;LVEF ≤ 28% 者脑卒中危险较 LVEF ≥ 35% 者增加 2 倍[139]。此外,充血性心力衰竭患者下肢深静脉血栓发生率超过 12%。因此,推荐对深静脉血栓和肺栓塞发生风险较高、且无抗凝治疗禁忌的患者应用低分子肝素、磺达肝癸钠、利伐沙班等药物抗凝治疗[140,141]。

(8)对于药物治疗无效的 AHF 或心源性休克患者,可以考虑短期(数天至数周)应用机械循环辅助装置(Ⅱb 类推荐,B 级证据)

对于药物治疗无效的 AHF 或心源性休克患者,可短期(数天至数周)应用机械循环辅助治疗,包括主动脉内球囊反搏(intra-aortic ballon pump,IABP)、经皮心室辅助装置、体外生命支持装置和体外膜肺氧合装置(extracorporeal membrane oxygenation,ECMO)。

IABP 可有效改善心肌灌注,降低心肌耗氧量,增加心输出量,适用于以下情况:① AMI 或严重心肌缺血并发心源性休克,且不能被药物纠正;②伴血流动力学障碍的严重冠心病(如 AMI 伴机械并发症);③心肌缺血或急性重症心肌炎伴顽固性肺水肿;④作为左心室辅助装置或心脏移植前的过渡治疗[142]。ECMO 在 AHF 救治中的应用呈上升趋势,主要适应证有:心脏骤停、心源性休克、心脏术后休克、顽固的室性心动过速等,主要用于上述危重情况下的过渡治疗,为病情的进一步评估及选择更有效的救治措施提供支持[143]。研究显示,联合应用 ECMO 和 IABP,有助于改善重症 AHF 患者的预后[144]。但在高龄老年心力衰竭患者中,应用 ECMO 需慎重,有研究显示,在应用 ECMO 的心源性休克患者中,院内病死率与年龄呈正比,80~90 岁的患者,院内病死率较 60~70 岁的患者升高 20%~30%[145]。

5 呼吸功能障碍的诊断、评估与治疗

5.1 呼吸功能不全的诊断

呼吸功能不全是由于肺内外各种原因引起的肺通气和／或换气功能发生障碍,出现严重缺氧或高碳酸血症,从而引起一系列生理功能和代谢紊乱的临床综合征。诊断呼吸功能不全的血气标准:呼吸室内空气时,动脉血氧分压(PaO_2)低于 60mmHg,伴有或不伴有动脉血二氧化碳分压($PaCO_2$)高于 50mmHg。吸氧情况下,$PaO_2/FiO_2<300$mmHg 则提示呼吸功能不全。急性呼吸窘迫综合征(acute respiratory distress syndrome,ARDS),是在严重感染、休克、创伤等疾病过程中,发生弥漫性肺间质及肺泡水肿,以进行性呼吸窘迫和顽固性低氧血症为显著特征的临床综合征,又称急性低氧性呼吸功能不全。2012 年 ARDS 柏林诊断标准:1 周之内急性起病;双肺浸润影,不能用积液、大叶肺不张或结节来完全解释;呼吸功能不全不能用心力衰竭或液体输入过多来解释,若无相关危险因素,须行客观检查(如超声心动图)以除外静水压增高型肺水肿;呼气末正压通气(positive end expiratory pressure,PEEP)或持续气道正压通气(continuous positive airway pressure,CPAP)>5cmH$_2$O 时,$PaO_2/FiO_2<300$mmHg[146]。

5.2 呼吸功能不全的评估

推荐应用老年多器官功能衰竭评估(SOFAE)标准对呼吸功能不全程度进行量化评估[12]。①轻度呼吸功能不全:血气分析 $PaO_2<60$mmHg 或／和 $PaCO_2>50$mmHg,伴 ARDS 时 200mmHg$<PaO_2/FiO_2<300$mmHg;②中度呼吸功能不全:血气分析 $PaO_2<60$mmHg 或／和 $PaCO_2>50$mmHg,同时需要机械通气;伴 ARDS 时 100mmHg$<PaO_2/FiO_2<200$mmHg;③重度呼吸功能不全:机械通气情况下 $PaO_2/FiO_2<100$mmHg。

5.3　呼吸功能不全的治疗

呼吸功能不全患者需尽快予以氧疗,纠正低氧血症,维持血氧饱和度(SpO_2)≥95%[伴慢性阻塞性肺病(chronic obstructive pulmonary disease,COPD)者SpO_2>90%]。氧疗方式包括以下几种。①鼻导管吸氧:低氧流量(1~2L/min)开始,若无CO_2潴留,可采用高流量给氧(6~8L/min);②面罩吸氧:适用于伴呼吸性碱中毒的患者;③主动恒温湿化的经鼻高流量氧疗:适用于轻中度低氧血症,轻度呼吸窘迫和通气功能障碍的患者;④无创呼吸机辅助通气:有呼吸窘迫者(呼吸频率>25次/min,SpO_2<90%)应尽快给予无创通气[147,148];⑤气管插管和人工机械通气:适用于呼吸衰竭导致低氧血症(PaO_2<60mmHg)、$PaCO_2$>50mmHg和酸中毒(pH值<7.35),经无创通气治疗不能改善者。

5.3.1　ARDS 机械通气的管理

(1)推荐对脓毒症诱发的轻度 ARDS 试用无创通气(non-invasive ventilation,NIV),在启动 NIV 后 1~2 小时内监测患者临床改善情况(Ⅰ类推荐,A级证据)

重症感染,尤其是严重的肺部感染者,可并发心力衰竭或呼吸衰竭,表现为呼吸浅快,体内 CO_2 潴留和血氧降低,呼吸功能增加。机械通气呼吸支持治疗可有效纠正缺氧和呼吸性酸中毒,是防治心、肾功能损害的基础。一项荟萃分析显示,早期应用 NIV 可降低急性肺损伤(acute lung injury,ALI)/ARDS 患者气管内插管的概率[149]。一项关于严重 ARDS 全球影响的大规模观察研究分析了 ARDS 患者的管理情况,显示当前全球仅 15% 的 ARDS 患者使用过 NIV 进行治疗;在研究的 2 813 例 ARDS 患者中,16% 在第 1 天和第 2 天接受了 NIV 治疗;轻度、中度和重度 ARDS 患者,治疗成功率分别为 77.8%、57.7% 和 52.9%;NIV 成功和失败患者的住院死亡率分别为 16.1% 和 45.4%。NIV 治疗 ARDS 效果的荟萃分析发现,NIV 的应用时机非常关键,应在低氧血症程度较轻时开始使用[150]。

近期的一项临床研究纳入了 22 例因流感肺炎导致的低氧性呼吸衰竭入住 ICU 患者。结果显示,在机械通气过程中,存活患者的 PEEP 最大设置水平显著低于对照患者(P=0.025);行 NIV 患者的生存率为 88%,而有创机械通气患者的生存率仅为 7%(P<0.001)[151]。最近的一项前瞻性观察研究也涉及了急性缺氧性呼吸衰竭患者的 NIV 疗效,纳入 200 例需要 NIV 治疗的患者,结果显示,接受 NIV 治疗 1 小时、4 小时后心率、呼吸频率、PaO_2、吸气正压均有显著改善,4 小时呼气正压均有显著改善;非插管组 ICU 和普通病房住院时间均较对照组短;插管组死亡率为 25.92%,非插管组死亡率为零。因此,NIV 可以改善患者预后,减少患者气管插管和死亡率[152]。

另有研究表明,对 ARDS 患者使用相对较高的潮气量和较高的气道压力可能会加重肺损伤的程度[153]。因此,纳入肺保护性通气概念,将呼吸机相关肺损伤(ventilator-associated lung injury,VALI)最小化,已成为 ARDS 临床管理的核心,是 ARDS 患者施行 NIV 时必须考虑的措施。

此外,主动恒温湿化的经鼻高流量氧疗较传统氧疗方式改善氧合的效果更好,比 NIV 舒适性更好,也可试用于轻度 ARDS 患者,但临床需密切监测氧合指数。

(2) ARDS 患者进行机械通气时,临床医务人员应当根据个人经验选择压力控制通气(pressure control ventilation,PCV)或容量控制通气(volume control ventilation,VCV)模式(Ⅱa 类推荐,B 级证据)

VCV 和 PCV 是临床中最常用的两类通气模式,何种类型的通气模式更适合 ARDS 患者仍不清楚。2016 年中国 ARDS 机械通气指南中指出,VCV 和 PCV 模式未能显著影响 ARDS 患者病死率[154]。虽然 VCV 可限制患者的 VT,能减少肺泡过度充气所致 ALI 的风险,但目前越来越多的临床医师倾向于选择 PCV;因为 PCV 能持续限制肺泡压低于设置的气道压力水平,降低 VALI 的发生风险;PCV 时吸气流量是可变的,随自主呼吸用力程度的改变而变化,因而能改善人机协调性,降低呼吸功。因此,ARDS 机械通气时,没有哪种通气模式明显优于其他模式,临床医务人员可根据自己的经验选择 VCV 或 PCV,但更为重要的是应仔细地评估患者病情并进行个体化的参数设置,如潮气量(tidal volume,VT)、PEEP、平台压、吸气流量、吸气时间和 FiO_2 等参数。

(3) 推荐脓毒症诱发 ARDS 的患者进行机械通气时设定小潮气量 6ml/kg(Ⅰ 类推荐,A 级证据)

建议监测 ARDS 患者的机械通气平台压,平台压的初始上限设定为 $30cmH_2O$,以达到肺保护的目的。一项 Meta 分析显示,在 ARDS 或 ALI 患者中,常规使用小潮气量通气的效果更好[155]。限制 PEEP 和应用小潮气量可以降低 ALI/ARDS 患者的死亡率[156]。最近的一项多中心随机对照研究指出,应用小潮气量通气策略的患者死亡率低于常规通气量,潮气量减少的程度与死亡率之间有显著的关系[156]。根据 2019 年英国重症医学会 ARDS 指南,小潮气量联合高 PEEP 通气显著降低了 ARDS 患者 28 天病死率、ICU 病死率和住院病死率[157]。2017 年日本 ARDS 指南也指出,尽管肺保护性通气策略可能导致高碳酸血症,但增加了 ARDS 患者无机械通气辅助时间,最终获益大于风险[158]。

(4) 推荐对脓毒症诱发中重度 ARDS 患者早期应用 PEEP 以防止肺泡塌陷(Ⅰ 类推荐,A 级证据)

对 ARDS 患者提高 PEEP 可以保持肺单位处于开放状态,防止肺泡塌陷,有利于血气交换。避免呼吸末肺泡塌陷有助于在使用相对较高平台压时最大程度地降低 VALI。研究显示,PEEP 水平较高的治疗与较低水平的 PEEP 治疗相比,并不能提高 ALI/ARDS 患者住院生存率。然而,在 ARDS 患者亚组中,较高的 PPEP 水平可以提高中重度 ARDS 患者生存率[159]。2017 年日本 ARDS 指南指出,高 PEEP 可能导致高平台压、低血压或潮气量减少,使用高 PEEP 需密切监测血流动力学和其他参数变化,而且高 PEEP 带来的获益或风险尚不明确[158]。对于 ARDS 患者,大多加用 $8{\sim}15cmH_2O$ 的 PEEP 即可[160];对于老年患者加用过高 PEEP 需谨慎,注意观察其对血压和心输出量的影响,目前关于 ARDS 机械通气最佳 PEEP 水平选择尚不清楚。

(5) 推荐对脓毒症诱发的中重度 ARDS 患者使用俯卧位通气,尤其适用于 $PaO_2/FiO_2<150mmHg$ 患者(Ⅰ类推荐,A级证据)

俯卧位通气可降低胸膜腔压力梯度,提高胸壁顺应性,促进分泌物的清除,从而改善 ARDS 患者的通气。在实施俯卧位通气时应结合肺保护性通气,并较长时间(如 >17 小时)的实施才可能获益。同时,需注意避免致命的并发症,如气管插管意外脱出的发生。最新研究表明,在严重 ARDS 患者中,早期应用长时间俯卧位通气可显著降低 28 天和 90 天死亡率[161]。有指南指出,俯卧位通气显著增加了压疮的发生率,但是在没有显著增加不良事件(如气管导管并发症)发生率的前提下,显著降低了 ARDS 病死率[158]。因此,俯卧位通气治疗获益大于风险。

(6) 中重度 ARDS 患者机械通气时可以考虑使用肺复张(recruitment maneuvers,RM)(Ⅱb 类推荐,B级证据)

RM 可以减少肺不张和增加呼气末肺容积,使气道压力短暂升高,旨在打开塌陷的肺组织和增加参与通气的肺泡单位数量,与短期改善肺生理变化相关,如减少肺内分流和增加肺顺应性[162]。一项纳入 1 594 例患者系统评价和荟萃分析显示,RM 可显著降低 ARDS 患者的住院病死率[163]。最近的一项研究报告显示,接受 6ml/kg 潮气量的中度或重度 ARDS 患者采用积极 RM 和非常高的 PEEP($25\sim45cmH_2O$)增加了 28 天全因死亡率[164]。为了使获益最大化并降低肺组织过度牵张的风险,使用高 PEEP 时可能需要进一步减少潮气量[165]。2016 年中国 ARDS 机械通气指南[154]中指出,RM 是否会影响患者临床转归仍不清楚,到目前为止,未有研究证实何种 RM 优于其他方式,而且 RM 最佳的气道压力、实施时间和频率仍不清楚。临床医师对 ARDS 患者伴血容量不足或休克的患者使用 RM 须谨慎。

(7) 重度 ARDS 患者可以考虑机械通气联合 ECMO 治疗(Ⅱb 类推荐,C级证据)

ECMO 已被提议作为已确诊重度 ARDS 患者的救治疗法[166]。最近一项纳入 249 例重度 ARDS 患者的研究显示,与常规机械通气策略相比,ECMO 联合机械通气策略使重度 ARDS 患者 60 天病死率降低了 11%,但差异无统计学意义($P=0.09$)[167]。2016 年中国 ARDS 机械通气指南中指出,目前 ECMO 在成人患者,尤其是在传统呼吸支持效果较差的重度 ARDS 患者中的应用仍存在争议[154];虽然目前有 1 项 RCT 研究支持早期应用 ECMO 治疗重症 ARDS 患者,但 ECMO 技术具有操作复杂、人员水平要求高、需多学科合作、并发症多且严重、费用高等特点,临床医师在决定进行 ECMO 治疗时一定要综合考虑上述因素。

(8) 不推荐中重度 ARDS 患者常规使用高频振荡通气(high-frequency oscillation ventilation,HFOV)干预措施(Ⅲ类推荐,A级证据)

中重度 ARDS 患者,及患有中度或重度心力衰竭的患者,强烈建议反对常规使用 HFOV。HFOV 采用了新型的肺泡通气机制,允许在较高的平均气道压力下输送非常小的潮气量,但 HFOV 需要专业知识,患者必须大量服用镇静剂,以防止潮气吸气作用。HFOV 对 ARDS 患者预后的总体影响存在争议。HFOV 在 ARDS 患者中的作用荟萃分析结果表明,HFOV 患者与对照组的病死率无显著差异[168-172]。然而,使用小潮气量与高 PEEP 相比,使用 HFOV 者的病死率显著提高[172],24 小时氧合作用、24 小时二氧化碳张力及气道压力伤等方面无显著差异,对患者亦无任何其他益处[171]。HFOV 组病死率的增加可能是由于平均气道压力升高导致了较差的血流动力学结果。这些研究提示,在 ARDS 患者的管理中,通气策略必须考虑更广泛的心肺相互作用(如通气对右心室功能的影响)[173,174]。

(9)早期中重度 ARDS 患者(PaO$_2$/FiO$_2$<150mmHg)进行机械通气时应当考虑短时间使用肌松药(Ⅱa 类推荐,B 级证据)

ARDS 患者高跨肺压和 / 或周期性肺不张而导致机械性肺损伤增加[175,176],肌肉松弛可以预防这些不良影响,神经肌肉阻滞可以减少机械性肺损伤。在一项 RCT 研究中,与不给肌松药相比,给予肌松药 48 小时可改善严重 ARDS 患者生存期和无通气辅助时间[177]。虽然肌松药引起的潜在肌肉病变风险不能确定,但是机械通气的 ARDS 患者给予肌松药降低了 ICU 病死率、28 天病死率和气压伤发生率,因此获益大于风险[158]。

5.3.2　ARDS 的液体管理

老年 ARDS 患者应当考虑限制性液体策略(Ⅱa 类推荐,B 级证据)

一项包括 1 000 例 ARDS 患者的 RCT 研究表明,血管加压素依赖性休克纠正后,采用限制液体策略增加无机械通气辅助时间,改善氧合指数[178]。目前推荐采用简化限制液体方案[179],此方案通过监测 CVP、肺毛细血管楔压、MAP、尿量等来确定使用利尿剂和补液量(包括晶体液和胶体液)。无休克的 ARDS 患者推荐每日总液体平衡减少 500~1 000ml[165]。采用限制性液体策略,虽然没有降低 ARDS 患者病死率,但也未增加肾脏替代治疗的需求。由于机械通气治疗的持续时间缩短,限制液体策略的获益大于风险[158]。

5.3.3　ARDS 的心率管理

对 ARDS、COPD 急性发作,合并快速心律失常、AMI 的患者,应该考虑口服或静脉应用高选择性 β$_1$ 受体阻滞剂(Ⅱa 类推荐,A 级证据)

感染诱发 ARDS、COPD 急性发作等急性呼吸功能不全的老年患者,常合并快速心律失常、AMI 等心血管疾病。有证据显示,对任何程度的 COPD、ARDS 等呼吸功能不全患者,应用高选择性 β$_1$ 受体阻滞剂(比索洛尔、美托洛尔等)有助于降低心血管事件,提高生存率,并可改善患者的呼吸功能[180-183];对合并 ADHF 的 COPD 患者,在心功能稳定后尽早应用选择性 β$_1$ 受体阻滞剂,有助于改善患者的长期预后[184]。

5.3.4　糖皮质激素的应用

结合老年人特点,在充分液体复苏及升压药治疗不能维持血流动力学稳定的 i-MODSE 患者中,应当考虑使用静脉糖皮质激素(如氢化可的松、甲泼尼龙)(Ⅱa 类推荐,C 级证据)

目前各国指南中对糖皮质激素在重症感染治疗中的推荐尚不一致。2007 年美国感染病协会和美国胸科协会关于社区获得性肺炎指南推荐在重症患者全身使用糖皮质激素治疗,而欧洲呼吸学会 / 欧洲临床微生物和感染病协会的成人下呼吸道感染诊治指南不建议使用。多项研究表明,应用氢化可的松与安慰剂对重症感染患者病死率的影响无明显差别,但与安慰剂组比较,应用氢化可的松的患者重症感染伴休克纠正更快,ICU 住院时间、机械通气时间更短[185-187]。一项小样本研究显示,升压药依赖的重症感染伴有休克患者适当应用氢化可的松,可显著改善血流动力学,并有利于改善生存率,缩短升压药物的疗程[188]。另一项小样本(91 例)研究表明,早期严重的 ARDS 患者静脉输注甲基泼尼松龙 1mg/(kg·d),并逐渐减量至 0.125mg/(kg·d),总疗程 28 天,与对照组相比,甲基泼尼松龙治疗可以下调炎性指标、改善器官功能、降低机械通气持续时间、ICU 住院时间及死亡率[189]。糖皮质激素治疗也导致潜在的不良反应,包括医院获得性感染、ICU 获得性虚弱和精神障碍、糖尿病、胃肠道出血和其他并发症[190,191]。ARDS 发病 14 天后,起始激素治疗可增加患者死亡率。因此,建议 ARDS 早期使用激素[158]。应用糖皮质激素过程中须密切监测感染及血糖指标,并逐渐减量,尽量避免同时使用神经肌肉阻滞剂。

5.3.5 气道分泌物的管理

气道分泌物的大量产生可导致无创机械通气失败或侵入性机械通气患者的通气状况恶化。大量的气道分泌物易引起通气/血流比例失调,后者可导致低氧血症,此外还可导致气道狭窄,增加患者的呼吸做功。感染的风险也随着气道分泌物的潴留而显著增加[192]。

增加分泌物清除效率可以通过两种不同的机制实现:①分泌物溶解或松动法;②提高气道对分泌物的清除。

促进分泌物溶解和/或分泌物松动的措施包括药物干预和非药物干预两大类。患者行药物干预时常使用高渗盐水吸入法(3%~6% 氯化钠溶液)[193],而对于存在囊性纤维化的患者,则需吸入重组人 DNA 酶来进行药物干预。在患者进行非药物干预时,可以通过分泌物松动、体位引流,来扩大胸腔内容积,增加最大呼气流量。机械通气后自主呼吸时的振荡疗法也对分泌物溶解和松动有效,振荡疗法包括肺内振荡通气和高频胸壁振荡通气[194]。通过胸腔内气体与痰液共振,降低痰液黏度、促进纤毛摆动,有利于改善气道黏液清除。高频震荡技术常用于增强肺囊性纤维化和支气管扩张患者气道黏液的清除率,可显著改善 COPD 患者的生活质量,且治疗后患者的痰液分泌减少[195];但不推荐中重度 ARDS、及合并中重度心力衰竭的患者常规使用[168-172]。

促进分泌物从气道排出的措施包括扩大胸腔内容积、加强最大呼气流量、增加呼气量、气管内吸痰 4 种[194]。可以通过气囊、间歇正压通气、持续正压通气或通过特殊的通气设备来增加患者胸腔内容积;保持患者体位、患者咳嗽或人工辅助咳嗽以及机械吸-呼气机辅助,可增加患者的最大呼气流量[196];持续气道正压通气和呼气末正压通气亦能增加患者呼气量,促进排痰;此外,对一部分患者通过导管进行盲吸和支气管镜下吸取分泌物,能够直接地将气管内分泌物排出体外,但操作前需进行评估,确定其可操作性和患者耐受性。最近,德国卫生及感染预防委员会建议,当预期的通气时间 >72 小时时,应使用气管内导管进行声门下吸痰[197]。

不同的分泌物管理技术也会产生相应的风险,如使用机械吸-呼气技术可导致气胸的发生[196],尤其是神经肌肉疾病和 COPD 患者,因此该技术禁用于有肺气肿的 COPD 患者。总之,医师在决定患者的治疗方案时,应认真权衡每种措施的利弊。

6　肾功能障碍的诊断、评估与治疗

6.1　急性肾损伤的诊断

推荐应用 KDIGO 标准诊断 i-MODSE 患者中的 AKI。当 48 小时内出现血肌酐（serum creatine，sCr）水平升高 >0.3mg/dl（26.5μmol/L）、和 / 或 sCr 在 7 天内上升至基线值 1.5 倍及以上的水平，和 / 或尿量 ≤ 0.5ml/（kg·h）并持续 6 小时以上等情况时，提示存在 AKI（Ⅰ类推荐，A 级证据）。

AKI 诊断标准主要包括 RIFLE[198]，AKIN[199] 以及 KDIGO 诊断标准[200]。多项覆盖老年人群的研究显示，KDIGO 诊断标准在预测患者生存率及预后方面要优于 RIFLE 和 AKIN 标准[201-203]。有文献报道，与 7 天时间窗相比，AKI 定义中 48 小时时间窗诊断老年 AKI 与随访的病死率相关性更好[204]，因此本指南推荐应用该标准诊断 AKI：当 i-MODSE 患者 48 小时内出现 sCr 水平升高 >0.3mg/dl（26.5μmol/L）、和 / 或 sCr 在 7 天内上升至基线值 1.5 倍及以上的水平、和 / 或尿量 ≤ 0.5ml/（kg·h）并持续 6 小时以上等情况，可诊断 AKI。

6.2　AKI 的评估

（1）推荐老年严重感染患者密切监测肾功能及尿量的变化，如有留置尿管者，建议采用精确记录尿量（Ⅰ类推荐，A 级证据）。对于怀疑或已经患有慢性肾脏病（chronic kidney disease，CKD）的 i-MODSE 患者，应当考虑采用基于 sCr 水平和 / 或血清胱抑素 C（serum cystatin C，sCysC）水平的 CKD-EPI 公式获得患者的 eGFR，评估患者的基础肾功能。对伴有衰弱 / 肌少症的老年患者，应当考虑采用 CKD-EPI$_{sCr\text{-}sCysC}$ 公式计算 eGFR（Ⅱa 类推荐，B 级证据）

老年人易合并食欲减退、肌肉萎缩、蛋白质代谢率降低等情况，单一使用 sCr 指标常难以监测老年患者肾功能的改变，即使 sCr 值尚在正常范围，肾功能可能已经明显减退。针对老年人群的研究显示,与 Cockcroft-Gault 公式、MDRD 公式相比,CKD-EPI 公式对肾功能的评估准确性更高[120,205]。与 sCr 相比,血清胱抑素 C 水平受肾外因素的影响相对较少,国内外针对老年人的数项研究也发现,基于 sCr 和 sCysC 的联合公式(CKD-EPI$_{sCr-sCysC}$)的 eGFR 的准确性优于其他 eGFR 估测公式[206-209]。但是,eGFR 并不能实时反映 AKI 患者肾功能的变化,对于非无尿 / 少尿患者采用定时段计算肌酐清除率可更为准确地反映 AKI 患者的实时肾功能。eGFR 评估公式见表 3。

表 3　eGFR 评估公式

2009 CKD-EPI$_{sCr}$ 公式 [ml/(min·1.73m^2)]

eGFR=141 × min(sCr/κ,1)^α × max(SCr/κ,1)$^{-1.209}$ × 0.993^{Age} (× 1.018 女性)(× 1.159 黑色人种)

κ:女性为 0.7,男性为 0.9;α:女性为 –0.329,男性为 –0.411;

min(sCr/κ,1):取 sCr/κ 和 1 中最小值;max(sCr/κ,1):取 SCr/κ 和 1 中最大值

2012 CKD-EPI$_{sCr-sCysC}$ 公式 [ml/(min·1.73m^2)]:

eGFR=135 × min(sCr/κ,1)^α × max(sCr/κ,1)$^{-0.601}$ × min(sCysC/0.8,1)$^{-0.375}$ × max(sCysC/0.8,1)$^{-0.711}$ × 0.995^{Age} (× 0.969 女性)(× 1.08 黑色人种)

κ:女性为 0.7,男性为 0.9;α:女性为 –0.248,男性为 –0.207;

min(sCr/κ,1):取 sCr/κ 和 1 中最小值;max(sCr/κ,1):取 sCr/κ 和 1 中最大值;min(sCysC/0.8,1):取 sCysC/0.8 和 1 中最小值;max(sCysC/0.8,1):取 sCysC/0.8 和 1 中最大值

注:单位:sCr,mg/dl;sCysC,mg/L;年龄,岁

(2)应当考虑加强对老年人肾小管间质损伤和肾小管功能的监测,如电解质及酸碱平衡、尿 N- 乙酰 β-D 氨基葡萄糖苷酶(N-acetyl beta-D amino glucosidase,NAG)、尿液渗透压、尿糖、尿酸化功能的变化(Ⅱa 类推荐,C 级证据)

随年龄增加,肾脏本身对尿液浓缩与稀释能力下降,以及排酸能力下降,加之老年人服药种类较多,造成药物性肾小管间质损害概率更大,因此老年人更容易出现电解质及酸碱平衡紊乱,且纠正难度大,严重影响患者预后,因此临床上需重视和监测间质 - 肾小管功能。

(3)应当考虑采用 sCr 和尿量两项指标,对 AKI 严重程度进行评分(Ⅱa 类推荐,B 级证据)。

许多研究均已证实 sCr 是 MODSE 患者预后的强预测指标,而尿量可能是比 sCr 更敏感的肾损伤的标志物,是预测患者死亡风险的独立危险因素[204,210]。与单独应用 sCr 相比,同时联合尿量评估 AKI 的分期能够更准确地预测患者的预后[211]。研究证实,KDIGO 分期标准可以有效识别老年 AKI 患者的死亡和 / 或需要 RRT 治疗的风险,AKI 严重程度分期与死亡风险以及入住 ICU 和住院的时长相关。随着 AKI 分期的增加,患者死亡和需要 RRT 治疗的风险也增加[201-204,210]。因此,推荐应用 sCr 和尿量两项指标作为 MODSE 患者 AKI 的评分标准,并结合 Sepsis 3.0 的 SOFA 评分和 KDIGO 指南中 AKI 分期标准,制定了 i-MODSE 的肾脏评分[12],见表 4。

表4 AKI 定义及 i-MODSE 的肾脏评分标准

定义及评分	血肌酐标准	尿量标准
AKI 定义	48h 内出现 sCr 水平升高 >0.3mg/dL(26.5µmol/L)，和 / 或 sCr 在 7d 内上升至基线值 1.5 倍及以上的水平	和 / 或尿量 ≤ 0.5ml/(kg·h) 并持续 6h 以上
0 分	sCr ≤ 1.0mg/dl(88.4µmol/L)	
1 分	sCr 为基线 1.5~1.9 倍或升高 ≥ 0.3mg/dl(26.5µmol/L)	或尿量 <0.5ml/(kg·h)，持续 6~12h
2 分	sCr 为基线的 2.0~2.9 倍	尿量 <0.5ml/(kg·h)，持续 ≥ 12h
3 分	sCr 为基线的 3.0~3.9 倍	尿量 <0.3ml/(kg·h)，持续 ≥ 24h，或无尿 12~24h
4 分	sCr 超过基线的 4.0 倍，或增加至 ≥ 4.0mg/dL (≥ 353.6µmol/L)或开始 RRT	无尿 >24h

(4)推荐对 i-MODSE 患者进行 AKI 易感因素评估,合并脱水状态或容量不足、休克、使用肾毒性药物、伴有 CKD 病史等情况时,发生 AKI 风险增高(I 类推荐,B 级证据)。对 AKI 高风险的老年脓毒症患者应当考虑进行 sCr、胱抑素 C、尿 NAG 酶和尿量的检测以及时发现 AKI(II a 类推荐,C 级证据)。针对患者的易感因素进行干预可降低 AKI 的风险(II a 类推荐,C 级证据)

老年人群因其血容量降低及动脉硬化,肾脏血流量明显降低,因此脱水及容量不足诱发的 AKI 最为常见[212,213]。老年人合并用药较多,如 RAAS 阻断剂、利尿剂、NSAIDs 均为老年人常用药物,同时也增加了发生 AKI 的风险[214]。多项观察性研究显示,肾脏低灌注、利尿剂、RAAS 阻断剂等肾毒性药物应用、既往存在 CKD 病史等,均是脓毒症发生 AKI 的独立危险因素[89,215-217]。

6.3 AKI 的治疗

(1)在没有容量负荷过重的情况下,不推荐常规使用袢利尿剂来预防和治疗 i-MODSE 患者的 AKI(III 类推荐,B 级证据)

袢利尿剂抑制钠的重吸收,并通过抑制髓袢升支粗段 Na^+-K^+-Cl^{2-} 协同转运蛋白来发挥利尿作用,其治疗 AKI 的理论依据包括防止肾小管堵塞、增加髓质氧合作用和肾髓质血流量。然而目前临床研究均已证实,袢利尿剂的应用并不能改善老年 AKI 患者病死率或需要 RRT 治疗的比例,也不能降低 AKI 的发生率[218-222],而老年人血管内容量的迅速变化甚至会加重肾功能的损害[223],因此 i-MODSE 患者在没有容量负荷过重的情况下,不推荐常规应用利尿剂。

(2) i-MODSE 患者存在容量负荷过重,在 MAP 达标的情况下,若尿量仍 <0.5ml/(kg·h),持续 6 小时以上,可以考虑给予利尿治疗,尽量保证尿量 >40ml/h(II b 类推荐,C 级证据)

尿量减少常导致患者容量负荷过重,此时应用袢利尿剂则可排除过多的水负荷并纠正电解质紊乱(如高钾血症),改善心功能,提高患者生存质量,但目前尚缺乏高质量的临床研究证据。

(3)不推荐应用小剂量多巴胺预防或治疗 i-MODSE 患者的 AKI(Ⅲ类推荐,A 级证据)

小剂量多巴胺[1~3μg/(kg·min)]曾被用于危重症患者 AKI 的预防和治疗,认为其主要作用机制是可以舒张肾内血管,改善 GFR。然而多项研究结果显示,小剂量多巴胺虽然可以短期改善尿量,但并没有肾脏保护作用,也不能延长患者的生存期。对于老年 AKI 患者,多巴胺反而可能增加肾内血管的阻力指数,加重肾内小血管的收缩效应,此外,还会带来心动过速、心肌缺血、肠道血流减少等较多不良反应[224],因此不再推荐应用小剂量多巴胺预防或治疗 AKI。

(4)推荐及时纠正代谢性酸中毒及电解质紊乱(Ⅰ类推荐,B 级证据)

AKI 患者的酸碱电解质紊乱以代谢性酸中毒、高钾血症、低钠血症最为常见。代谢性酸中毒,轻度可无症状,当 HCO_3^- <15mmol/L 时可表现为食欲减退、呕吐、乏力、深长呼吸等,甚至死亡。水钠平衡紊乱常表现为水钠潴留、皮下水肿或多浆膜腔积液、血压升高、心力衰竭等。老年人如果长期低钠饮食伴食欲减退、呕吐,容易出现低钠血症。老年 AKI 患者高钾血症发生率也较高,当存在酸中毒、感染、出血等情况时,发生风险将进一步升高,上述各种酸碱电解质紊乱均严重影响 i-MODSE 患者的预后[225],因此治疗过程中需严密监测各项指标,积极纠正酸碱及电解质紊乱。

(5)肾脏替代治疗

1)i-MODSE 患者中肾脏替代治疗的时机

当 i-MODSE 患者合并严重 AKI(肾脏评分≥ 4 分)、或肾脏功能不能满足全身治疗需求时,应当考虑启动肾脏替代治疗(renal replacement therapy,RRT)(Ⅱa 类推荐,C 级证据)

RRT 可控制容量平衡、稳定内环境、清除毒素、清除炎性介质、改善免疫功能,理论上早期进行 RRT 可以避免炎性介质的级联效应,重建机体免疫内稳态,阻断各器官的进一步损害,但目前多数 RCT 研究认为,早期进行 RRT 治疗在患者 28 天生存率上并没有明显获益,且会引起出血等相关并发症和更多的医疗花费[226-233]。近期一项临床随访资料显示,对于重症 MODSE 并伴有 AKI 的患者,与晚期(AKI 3 期)开始 RRT 治疗相比,早期(AKI 2 期)开始 RRT 治疗可以减少肾脏不良事件发生,提高生存率,并改善 1 年内肾脏预后;然而在亚组分析中,80 岁以上的高龄老年人早期 RRT 治疗并没有减少 1 年内全因死亡率,反而增加心律失常、瓣膜病及高血压的发生率[234]。因此,本指南建议 i-MODSE 并伴有 AKI 的患者,在条件允许时可适时启动 RRT 治疗。

当存在危及生命的水、电解质及酸碱平衡紊乱时,应当考虑紧急开始 RRT(Ⅱa 类推荐,C 级证据)

当临床上出现以下情况时,可能会危及患者生命,此时应当考虑紧急开始 RRT。①血尿素氮 >27mmol/L 或每日上升 10.1mmol/L;②顽固性高钾血症,血钾 >6.5mmol/L,或血钠 >160mmol/L,或血钠 <115mmol/L,血镁 <4mmol/L;③难以纠正的代谢性酸中毒(pH 值 <7.15 或 HCO_3^- ≤ 13mmol/L,或每日 HCO_3^- 下降 >2mmol/L);④非梗阻性少尿(尿

量 <200ml/d）或无尿（尿量 <50ml/d）；⑤难以纠正的容量负荷过重或对利尿剂无反应的水肿（尤其肺水肿）；⑥怀疑累及相关终末器官，如出现心内膜炎、脑病、神经系统病变或肌病等[200,235]。

2）i-MODSE 患者中 RRT 模式的选择

应当考虑使用生物相容好的透析膜对 i-MODSE 患者进行 RRT 治疗（Ⅱa 类推荐，C 级证据）

所有的透析器都会导致血液中补体、凝血因子等不同程度的激活，称之为生物不相容现象。选择使用生物相容好的膜透析器对 MODSE 患者可以减少补体和细胞因子的激活，减少氧化应激反应和炎症风险。

应当考虑应用延长式间歇性肾脏替代治疗（prolonged intermittent renal replacement therapy，PIRRT）作为 AKI 患者的 RRT 方案（Ⅱa 类推荐，C 级证据）

多项研究证明，PIRRT 与持续性肾脏替代治疗（continuous renal replacement therapy，CRRT）同样安全、有效[236-238]。荟萃分析结果显示，CRRT 与 IRRT 在患者死亡率和转入慢性透析治疗的比例方面无显著统计学差异[239,240]。但 CRRT 出、凝血风险更高，医疗费用较高，且医护人员工作负担更重；而 PIRRT 同样具备 CRRT 清除毒素的能力，且血流动力学稳定，操作方便，肝素等抗凝剂的使用剂量减少，出血并发症降低，花费较少。此外，脓毒症患者临床上还可以采用血液灌流、血浆炎性因子吸附等不同模式的 RRT 治疗方式。医疗单位可以采用其所熟悉的血液净化治疗模式，或依据患者情况选择适宜的血液净化模式进行 RRT。

对于血流动力学不稳定、合并肝衰竭、急性脑损伤或广泛脑水肿的 i-MODSE 患者，应当考虑 CRRT（Ⅱa 类推荐，B 级证据）

对于血流动力学不稳定、合并肝衰竭、急性脑损伤或广泛脑水肿患者，多项研究一致认为 CRRT 要优于 IRRT。涵盖了血流动力学不稳定患者的研究数据显示，CRRT 可以缓慢清除患者体内多余水分，并降低脑水肿风险[241,242]，但目前并没有 RCT 研究比较 CRRT 与 IRRT 在血流动力学不稳定人群中的差异。

3）i-MODSE 患者中 RRT 的治疗剂量

推荐 CRRT 的治疗剂量为 20~25ml/（kg·h）（Ⅰ 类推荐，A 级证据）

荟萃分析结果显示，与正常治疗剂量[20~50ml/（kg·h）]相比，高容量血液滤过[治疗剂量 ≥ 35ml/（kg·h）]并未显著降低 28 天病死率、转为慢性血液透析比例等临床终点事件，在改善肾功能预后方面也无任何优势[243-245]，还可能导致抗菌药物、营养素清除率增加，低钾血症、低磷血症、低体温等不良事件增多。然而，在实际应用中，由于存在可预测的治疗中断（CRRT 套装更换与护理等）和不可预测的治疗中断（中途凝血异常等），如果要真正达到 20~25ml/（kg·h）的治疗剂量，实际给予的治疗剂量应略高于目标剂量，达到 25~30ml/（kg·h），不推荐治疗剂量 ≥ 35ml/（kg·h）。

推荐应用 IRRT 或 PIRRT 时每周 Kt/V 值应达到 3.9（Ⅰ 类推荐，B 级证据）

Kt/V 值，即尿素清除指数，是指在一定透析时间内透析器对尿素的清除量与体积的比值。关于 IRRT 或 PIRRT 的治疗剂量,推荐沿用 2012 版 KDIGO 指南的建议,即 IRRT 或 PIRRT 时每周 Kt/V 值应达到 3.9[200]。一项评价强化 RRT 与非强化 RRT 对 ICU 中 AKI 患者影响的多中心随机对照试验研究显示,强化治疗组(每周 Kt/V 目标值 6.5)与非强化治疗组(每周 Kt/V 目标值 3.9)相比,两组患者 60 天的病死率相似(53.6% 和 51.5%),肾功能恢复情况也相似(15.4% 和 18.4%)[246]。另有研究显示,IRRT 患者 Kt/V 每增加 0.1,病死率相应下降 7%,而当 Kt/V>1.3 时,病死率不再进一步下降[247,248]。因此本《指南》推荐,若一周进行 3 次 IRRT,则每次治疗 Kt/V 的目标值应 ≥ 1.3,并监测透析的实际剂量,目前无证据表明更频繁的血液透析与患者的结局改善相关。

4)i-MODSE 患者 RRT 抗凝模式的选择

对于没有出血高风险、没有凝血障碍及未接受系统抗凝治疗的 i-MODSE 患者,进行 IRRT 治疗时,推荐使用常规剂量的肝素抗凝(推荐使用普通肝素或低分子肝素抗凝)(Ⅰ类推荐,B 级证据)

RRT 抗凝总体目标为防止滤器内形成血凝块,从而获得较好的透析效果,并较少因血块形成而导致血液的丢失和凝血物质的消耗,但同时也应权衡患者出血的风险。肝素仍然是最常用的抗凝剂。荟萃分析结果显示,在长期血液透析的患者中,普通肝素和低分子肝素均可有效预防体外循环的凝血,且两者都很安全,没有引起出血风险增加[249]。如果发生高凝情况,可以适当增加肝素的用量,但需要严密监测凝血功能的变化,血液滤过可以采用置换液前稀释法减轻滤器内凝血。

对于 CRRT 治疗患者的抗凝,没有禁忌证的情况下,推荐使用局部的枸橼酸钠抗凝或低剂量肝素抗凝(Ⅰ类推荐,B 级证据)。对于凝血功能受损或出血风险增加的患者,没有禁忌证的情况下,应当考虑使用局部的枸橼酸钠抗凝治疗(Ⅱa 类推荐,B 级证据)

枸橼酸钠抗凝主要机制是和离子钙形成化合物,从而抑制凝血过程的激活,进入体内的枸橼酸迅速被肝脏、肌肉和肾脏代谢,释放化合物中的钙,产生 HCO_3^-。其主要不良反应包括低钙血症及代谢性碱中毒。因此,应用枸橼酸钠抗凝患者需要严密监测血钙的变化,避免发生低钙血症和严重的心律失常。多项临床研究均证实,与肝素治疗组相比,枸橼酸钠抗凝组透析器使用寿命更长,透析器凝血的发生率低,出血风险更低。另有研究显示,枸橼酸钠抗凝组患者住院存活率和肾功能恢复率更高[250-253]。枸橼酸钠抗凝的主要禁忌证为严重的肝功能不全和伴有组织低灌注的休克。然而,近期一项荟萃分析结果显示,即使在肝衰竭的 CRRT 患者中,枸橼酸钠抗凝也是安全的[254]。

7 胃肠功能障碍的诊断、评估与治疗

7.1 胃肠功能障碍的诊断

各种因素导致的胃肠道消化、吸收营养和 / 或黏膜屏障功能产生障碍，临床上主要表现为恶心、呕吐、腹泻、喂养不耐受、肠梗阻、消化道出血或肠缺血，可诊断为胃肠功能障碍。

7.2 胃肠功能障碍的评估

推荐参照"多器官功能障碍综合征病情分期诊断及严重程度评分标准(95 庐山标准)"及"重症患者急性胃肠损伤分级(acute Gastrointestinal injury, AGI)标准"对胃肠功能障碍进行评估(Ⅰ类推荐, C 级证据)

除了 AGI 标准，目前被国际公认的 SOFA、Marshall、APACHE Ⅱ 评分等脓毒症评价量表均未涉及胃肠功能的评价部分，本《指南》推荐参照"95 庐山标准"及"AGI 标准"对胃肠功能障碍进行评估。

2015 年对"95 庐山标准"进行了部分修订:受累器官病情的严重程度按评分计算，功能受损期定为 1 分，衰竭早期定为 2 分，衰竭期定为 3 分。胃肠功能障碍的评分中，腹部胀气和 / 或肠鸣音减弱定为 1 分，腹部胀气同时腹部紧张度增加和 / 或肠鸣音消失定为 2 分，麻痹性肠梗阻和 / 或应激性溃疡出血定为 3 分，具备 2 项中 1 项者即可确诊[10,255]。AGI 根据患者粪便或者胃内容物中可见性出血、腹泻次数、下消化道麻痹、喂养不耐受、恶心、呕吐、大便次数、肠鸣音、胃潴留和腹腔内压等客观指标提出分级标准。Ⅰ级(存在胃肠道功能障碍和衰竭的危险因素):有明确病因，胃肠道功能部分受损;Ⅱ级(胃肠功能障碍):胃肠道消化和吸收功能障碍，不能完全满足机体对营养物质和水的需求，但尚未影响患者全身状况;Ⅲ级(胃肠功能衰竭):胃肠功能丧失，给予干预处理后，胃肠功能仍不能恢复，全身状况没有改善;Ⅳ级(胃肠功能衰竭伴有远隔器官功能障碍):胃肠功能衰竭伴远隔器官功能障碍，MODS 和休克恶化，随时有生命危险[256-260]。

7.3 胃肠功能障碍的治疗

(1) 推荐加强保护胃肠黏膜屏障功能的完整性(I 类推荐,C 级证据)

肠黏膜屏障功能是肠道的一个重要功能。感染和应激可导致胃肠黏膜受损、屏障功能障碍,抗菌药物可引起肠道菌群失调。危重患者肠黏膜屏障功能因缺氧、缺血等因素而受到损害,易出现肠道细菌易位,因此,维护肠黏膜屏障功能是治疗危重患者的一项不可忽视的措施[261]。胃黏膜保护药有预防和治疗胃黏膜损伤、保护胃黏膜、促进组织修复和溃疡愈合的作用,主要作用机制有以下几种:增加胃黏膜血流、增加胃黏膜细胞黏液和碳酸氢盐的分泌、增加胃黏膜细胞前列腺素的合成、增加胃黏膜和黏液中糖蛋白和磷脂的含量。老年人胃黏膜保护药临床应用较为普遍,需要注意某些胃黏膜保护药可能引起的便秘[262]。

(2) 应当考虑首选质子泵抑制剂(proton pump inhibitors,PPI)预防上消化道出血(II a 类推荐,A 级证据);推荐首选 PPI 治疗上消化道出血,应用标准剂量经口 / 管饲给药或者静脉滴注(I 类推荐,A 级证据):上消化道大出血的患者可在 72 小时内持续静脉泵入 PPI,病情稳定后逐渐减量维持,直至停药;若条件允许,推荐行床旁胃镜检查,明确出血原因,必要时给予内镜下相应治疗(I 类推荐,C 级证据)

对于上消化道出血风险较高的重症患者,应激性溃疡的预防性用药仍存在争议。多数证据倾向于有效,认为预防性用药是合理的。对于预防临床显著上消化道出血(定义为有上消化道出血的证据且伴随以下任意一条:其他原因无法解释的显著血流动力学异常;需要输注至少 2 个单位红细胞;血红蛋白水平显著降低;内镜下证实消化道出血或者需要外科手术止血),PPI 是最为有效的药物,但是会增加肺炎、难辨梭菌感染等风险[263]。危重患者应激性溃疡预防性应用 PPI 或 H_2 受体拮抗剂(histamine 2 receptor antagonists,H_2RAs)虽然对死亡率没有影响,但使消化道再出血的风险降低,其是否会增加肺炎、心肌缺血、难辨梭菌感染等风险尚不明确[264]。对于预防临床显著上消化道出血,PPI 优于 H_2RAs,没有显著增加肺炎发生率或死亡率[265]。也有研究得出不同的结论:对于有消化道出血风险的重症患者,泮托拉唑组和安慰剂组比较,90 天的死亡率以及临床重要事件(定义为临床消化道大出血、新发肺炎、难辨梭菌感染或者急性心肌缺血)发生率相似[266]。

对于重症患者上消化道出血的治疗,由于 PPI 可与胃壁细胞膜腔面的氢 - 钾腺苷三磷酸酶不可逆地结合并抑制其活性,从而有效阻止胃酸分泌、提高胃液 pH、稳定血凝块并改善临床结局,因此推荐所有消化性溃疡包括重症感染诱发的应激性溃疡出血患者均应使用 PPI 进行抑酸治疗[267,268]。一项随机对照研究中,200 例 Rockall 评分 ≥ 6(认为再出血及死亡风险均高于 Rockall 评分 <6 的患者)、平均年龄为(70.9 ± 13.2)岁的患者中,3 天静脉输注埃索美拉唑后,口服埃索美拉唑 2 次 /d,可降低再出血风险[269]。一项荟萃分析包含了 6 个随机试验,共 615 例患者,平均年龄 60 岁,71.1% 为男性,结果显示在酸相关性溃疡消化道出血的治疗中,口服和静脉应用标准剂量 PPI 同样有效[270]。PPI 治疗消化道出血时,可采用标准剂量经口或管饲给药、静脉滴注,病情稳定后改为口服用药维持,直至停药;建议消化道大出

血可考虑静脉持续泵入 PPI。

i-MODSE 患者发生上消化道出血时，在血流动力学稳定的前提下，推荐行床旁内镜检查，明确出血的病因是否为应激性溃疡、或合并血管性病变引起的出血，为进一步治疗提供依据，必要时行内镜下止血治疗。

(3) 对难辨梭菌感染(clostridium difficile infection, CDI)的患者，推荐应用窄谱抗生素(Ⅰ类推荐，A 级证据)；对抗生素相关性腹泻(antibiotic-associated diarrhea, AAD)的患者，应当考虑个体化应用肠道微生态制剂(Ⅱa 类推荐，A 级证据)；推荐对疑似 AAD 的患者进行粪便难辨梭菌毒素和大便球杆比检测(Ⅰ类推荐，C 级证据)

研究表明 CDI 患者用口服窄谱抗生素治疗有效，代表药物有甲硝唑和万古霉素；重症 CDI，万古霉素是一线用药[271]。益生菌辅助治疗可以显著改善初发 CDI 患者的腹泻症状[272]。一项前瞻性随机双盲多中心研究评估了乳酸杆菌对 AAD 的预防作用，尽管益生菌乳酸杆菌不能降低成人呼吸道感染患者 AAD 的发生率，但是和安慰剂组相比，乳酸杆菌组患者能够更好地维持排便习惯且无任何显著不良事件[273]。一项主要研究对象是老年患者的前瞻性队列研究显示，预防性应用布拉酵母菌对于预防 CDI 有效[274]。应用含有益生菌副干酪乳杆菌 CNCM I-1518 的发酵乳饮料预防老年住院患者 AAD，可节省大量成本[275]。在成人住院患者中，早期应用益生菌可以降低抗生素治疗后 CDI 的发生率[276]。《肠道微生态制剂老年人临床应用中国专家共识(2019)》推荐 AAD 患者可在常规治疗基础上联用枯草杆菌、肠球菌二联活菌肠溶胶囊(500mg, 3 次 /d, 服用至症状控制后 2 周)[277]。而 Dauby N 认为，老年人群肠道菌群易位感染的风险增加，应避免应用布拉氏酵母菌，以免增加真菌感染的风险[278]。推荐对疑似 AAD 患者进行粪便难辨梭菌毒素和大便球杆比检测。

8 肝功能障碍的诊断、评估与治疗

8.1 肝功能障碍的诊断

各种因素引起的肝细胞发生严重损害,导致代谢、分泌、蛋白合成等功能障碍,临床上主要表现为黄疸、明显腹胀乏力、严重出血倾向(注射部位瘀斑等),结合肝功能化验的异常结果,可诊断为肝功能障碍。

8.2 肝功能障碍的评估

推荐用总胆红素(total bilirubin,Tbil)对肝功能障碍及其严重程度进行评估,从正常到功能衰竭依次分为 0~4 级。0 级,Tbil <20μmol/L(1.2mg/dl);1 级,Tbil 20~32μmol/L(1.2~1.9mg/dl);2 级,Tbil 33~101μmol/L(2~5.9mg/dl);3 级,Tbil 102~204μmol/L(6~11.9mg/dl);4 级,Tbil>204μmol/L(12mg/dl)(Ⅰ类推荐,C 级证据)

推荐用胆红素水平、国际标准化比值(international normalized ratio,INR)、肝性脑病(hepatic encephalopathy,HE)对急性肝衰竭(acute liver failure,ALF)进行评估(Ⅰ类推荐,C 级证据)

《感染诱发的老年多器官功能障碍综合征诊治中国专家共识》在 SOFA 评分基础上,根据老年人器官功能衰老的特点,进行了适当修改,推荐用 Tbil 水平进行肝功能障碍的评估,分为 0~4 级。评分代表病情的严重程度:将器官功能正常定为 0 分,功能受损定为 1 分,功能障碍前期定为 2 分,功能障碍期定为 3 分,功能衰竭期定为 4 分[12]。

重度急性肝损伤表现为肝损害和肝功能受损,其中,肝损害表现为血清转氨酶升高,肝功能受损表现为黄疸、INR>1.5。血清转氨酶升高、黄疸、INR>1.5 等临床表现常常早于 HE 的发生,而 HE 是诊断 ALF 的关键条件[279-281]。

8.3 肝功能障碍的治疗

(1)推荐控制感染及原发病,防治肝衰竭;推荐避免应用易致肝损伤的药物,如必需应用,应适当减量;推荐应用改善肝功能、促进肝细胞再生修复、增强肝解毒能力等药物,推荐根据实际情况对症选用;推荐根据老年患者肝功能状态个体化调整用药方案(Ⅰ类推荐,C级证据)

老年患者肝脏对药物的代谢转化能力降低,防治肝衰竭的基本原则是控制感染及原发病,以减少体内肝毒性物质,并维持肝组织良好的血流灌注,同时应用保肝药物改善肝功能、促进肝细胞再生修复、增强肝解毒能力。肝是药物代谢和解毒的主要场所,老年人由于肝重量减轻,肝细胞和肝血流量下降,肝微粒体药酶合成减少,活性降低,药物代谢减慢,半衰期延长,药物在体内易积蓄,产生不良反应,故应适当减量,如利多卡因、苯巴比妥、普萘洛尔、阿司匹林等[282]。药物诱导的 ALF 常见于老年患者[279]。抗生素为药物诱导的 ALF 最常见的病因,其他药物包括抗癫痫药、抗代谢药、他汀类和草药等[283]。

保肝药物分为解毒类、降酶类、利胆类、促肝细胞再生类、肝水解肽、保护肝细胞膜类、抗炎类、促能量代谢类等,如还原型谷胱甘肽、丁二磺酸腺苷蛋氨酸、复方甘草酸苷等;另外,由于老年人的肝血流量比年轻人减少 40%~45%,对肝代谢率高且首关效应显著的药物生物利用度增加,70 岁老年人的稳态血药浓度为 40 岁者的 4 倍;老年人肝药物代谢酶活性的个体差异大于年龄差异,且目前尚无临床检验可直接反映肝的药物代谢能力,因此强调老年人用药剂量需个体化[282]。

(2) HE 是 ALF 的界定特征之一,推荐对于 i-MODSE 患者,通过控制感染、降氨治疗、预防复发等,加强 ALF 患者的 HE 管理(Ⅰ类推荐,B级证据)

感染及其相关的全身炎症反应综合征可能促使 ALF 患者的 HE 恶化,密切监测感染状态以及早期抗菌治疗尤为重要。研究提示,革兰氏阴性菌较其他病原菌更能够促使 ALF 患者的 HE 恶化[284]。ALF 患者血浆氨基酸水平升高 3~4 倍,其中支链氨基酸减少,色氨酸、芳香族氨基酸以及含硫氨基酸升高[285]。支链氨基酸对死亡率没有影响,但可以改善 HE 的症状和体征[286]。ALF 患者中,血氨水平升高和并发症以及死亡率增加有关。门冬氨酸鸟氨酸可通过促进氨代谢为谷氨酰胺来降低血氨水平。应用门冬氨酸鸟氨酸的显性 HE 患者在临床疗效上更有可能获得改善[287]。

9 血液系统功能障碍的诊断、评估与治疗

9.1 弥散性血管内凝血（diffuse intravascular coagulation, DIC）

9.1.1 DIC 的诊断

推荐老年重症感染患者密切动态监测凝血功能和血常规变化，以早期诊断 DIC（Ⅰ 类推荐，C 级证据）

DIC 是老年重症感染最常见和最严重的凝血功能障碍，早期发现、早期治疗是改善 MODSE 患者预后的关键。国际上常用的诊断标准有 3 个：国际血栓与止血协会标准（ISTH）[288]、日本卫生福利部标准（JMHW）[289]、日本急诊医学学会标准（JAAM）[290]。我国 2017 年版的中华医学会《弥散性血管内凝血诊断中国专家共识(2017 年版)》[291]。根据上述，综合提出 i-MODSE 的 DIC 的诊断计分系统，见表 5。

表 5　感染诱发弥散性血管内凝血诊断计分系统

项目	评分
临床表现	
不能用原发病解释的严重或多发出血倾向	1
不能用原发病解释的微循环障碍或休克	1
广泛性皮肤、黏膜栓塞，灶性缺血性坏死、脱落及溃疡形成，不明原因的肺、肾、脑等器官功能衰竭	1
实验室指标	
血小板计数	
$\geqslant 100 \times 10^9/L$	0
$80 \times 10^9 \sim 100 \times 10^9/L$	1
$< 80 \times 10^9/L$	2
24h 内下降 $\geqslant 50\%$	1

续表

项目	评分
D- 二聚体	
<5mg/L	0
5~8.9mg/L	2
≥ 9mg/L	3
PT 及 APTT 延长	
PT 延长 <3s 且 APTT 延长 <10s	0
PT 延长 ≥ 3s 或 APTT 延长 ≥ 10s	1
PT 延长 ≥ 6s	2
纤维蛋白原	
≥ 1.0g/L	0
<1.0g/L	1

注:每日计分 1 次,≥ 5 分时可诊断为 DIC。PT:凝血酶原时间;APTT:部分激活的凝血活酶时间

9.1.2 DIC 的治疗

一旦确诊 DIC,对于血小板 <10×10⁹/L 伴有自发性出血的患者,大出血或需要急诊手术而血小板 <50×10⁹/L 的患者,推荐输注血小板。实验室检查 PT、APTT 延长(> 正常值的 1.5 倍)或 FIB 下降(<1.5g/L)且伴有活动性出血的 DIC 患者,推荐输注新鲜冰冻血浆或冷沉淀(Ⅰ类推荐,C 级证据)

DIC 是一个持续性凝血酶生成和纤溶激活的过程,治疗 DIC 依赖于消除其诱因,因此,治疗基础病因最为重要。血小板低和凝血因子缺乏可增加出血的危险。然而,血液成分治疗不应该单独取决于实验结果,还应根据患者的临床情况。在没有出血或没有出现高风险的患者,只要血小板 >20×10⁹/L,不常规预防性使用血小板和凝血因子。活动性出血、需侵入性操作和有出血并发症危险的患者具有治疗指征,输注血小板的阈值取决于患者的临床状态。对于血小板 <10×10⁹/L 患者,由于其自发性出血风险增加,推荐输注血小板;大出血或需要急诊手术而血小板 <50×10⁹/L 的患者应输注血小板。实验室检查 PT、APTT 延长(> 正常值的 1.5 倍)或 FIB 下降(<1.5g/L)且伴有活动性出血的 DIC 患者,推荐输注新鲜冰冻血浆或冷沉淀[291]。

9.2 贫血

9.2.1 贫血的诊断

血红蛋白浓度低于同性别正常参考值时,诊断为贫血,其中男性血红蛋白 <120g/L,女性血红蛋白 <110g/L。

9.2.2 贫血的治疗

在血红蛋白 ≤ 70g/L 时,推荐输注红细胞,但要尽快明确贫血病因,尤其需要排除急性出血等原因(Ⅰ类推荐,A级证据)。如果存在心肌缺血、严重低氧血症,应当考虑维持血红蛋白 ≥ 100g/L(Ⅱa类推荐,A级证据)。对于脓毒症相关贫血,应当考虑尽早使用促红细胞生成素,当血红蛋白达到 120g/L 时,减量或停止使用(Ⅱa类推荐,B级证据)

一项包括有 838 例患者(限制输血组 418 例,自由输血组 420 例)的前瞻性随机对照研究表明,重症感染贫血患者,根据血红蛋白浓度(血红蛋白 ≤ 70g/L)输注红细胞,可以降低住院 30 天和 60 天的全因死亡率[292,293]。

关于促红细胞生成素的使用,一项包括有 1 460 例重症患者的前瞻性随机对照研究表明,贫血重症患者早期使用促红细胞生成素,虽然不能减少 1 个月内的红细胞输注量和促红细胞生成素的使用量,但可以显著降低重症患者住院 30 天的死亡率。但当血红蛋白达到 120g/L 时,及时减量或停止促红细胞生成素的使用,以免增加发生血栓的风险[294]。

9.3 血小板减少

9.3.1 血小板减少的诊断

血小板绝对值 <100 × 10^9/L 时诊断为血小板减少。

9.3.2 血小板减少的治疗

(1)当血小板计数 ≤ 10 × 10^9/L、并存在出血高风险时,推荐预防性输注血小板(Ⅰ类推荐,C级证据)

当血小板计数 ≤ 10 × 10^9/L 时,如无明显出血,需排除假性血小板减少。具体操作为,重新抽血后,立即进行血小板计数(机器和手工同时计数),或更换抗凝剂后再复查血常规。如血小板仍 ≤ 20 × 10^9/L 并存在出血高风险时,建议输注血小板。在一项包括有 1 218 例血小板减少患者的回顾性分析研究中,对于极重度血小板减少患者(血小板 ≤ 20 × 10^9/L),有 50% 以上的患者因出现不同程度的出血事件需要输注血小板[291]。

(2)对活动性出血,外科手术或者介入性操作时,血小板需要达到 ≥ 50 × 10^9/L。对于同时存在缺血和出血高风险的老年人群,应谨慎选用抗血小板药物。当血小板 <75 × 10^9/L 时,应当考虑注射重组人血小板生成素(recombinant human thrombopoietin,rhTPO),直至血小板数量连续 2 天增加量超过 50 × 10^9/L,停止注射(Ⅱa类推荐,B级证据)

在一项包括有 72 例(38 例 rhTPO 治疗组和 34 例对照组)患者的前瞻性对照临床研究中,研究者对比了重症感染伴发血小板减少患者使用 rhTPO 的临床疗效,结果表明,24 小时内开始注射 rhTPO 可以明显提高血小板数量,降低重症感染住院 15 天的全因死亡率[295]。

9.3.3 血小板减少患者的抗凝和抗血小板策略

i-MODSE 患者同时存在血栓和出血的风险。高危血栓患者是否需要抗血小板或抗凝治疗,并不完全取决于血小板数量,需综合考虑血小板的绝对数量,影响血栓和出血风险的共病,是否伴有活动性出血,血小板减少的病因、病程以及是否可能恢复等因素,同时要结合多种血栓[296]和出血风险[296]来制订是否需要抗血小板或抗凝治疗。对于血小板减少患者,需每日至少 1 次血小板计数,以指导后续抗凝、抗血小板或预防出血治疗[296]。

9.4 中性粒细胞缺乏

9.4.1 中性粒细胞缺乏的诊断

外周血中性粒细胞绝对计数 $<0.5 \times 10^9$/L 即诊断中性粒细胞缺乏;中性粒细胞绝对计数 $<0.1 \times 10^9$/L 诊断为严重中性粒细胞缺乏[297]。

9.4.2 中性粒细胞缺乏的治疗

i-MODSE 患者中性粒细胞缺乏者,应当考虑给予粒细胞集落刺激因子(granulocyte colony stimulating factor,G-CSF)5μg/(kg·d) 皮下注射,使中性粒细胞数量恢复到正常水平,白细胞计数超过 10×10^9/L 时停用(Ⅱa 类推荐,B 级证据)

一项包括 797 例(103 例伴有粒细胞缺乏)严重脓毒症患者的前瞻性队列研究表明,中性粒细胞缺乏者院内病死率明显高于无中性粒细胞缺乏者[298]。多项研究表明,G-CSF 可以缩短粒细胞恢复的时间,降低粒细胞缺乏患者的死亡风险[146]。i-MODSE 患者粒细胞正常者,不建议常规使用 G-CSF;而合并中性粒细胞缺乏者,应当考虑尽快给予 G-CSF5μg/(kg·d) 皮下注射,使中性粒细胞数量恢复到正常水平,白细胞计数超过 10×10^9/L 时停用。使用长效聚乙二醇化 G-CSF 可提供与 G-CSF 相似的益处,用药简单,用药次数更少,但可能引起骨痛加重及明显白细胞增多。

10 中枢神经系统功能障碍的诊断、评估与治疗

10.1 意识障碍的诊断与评估

意识是指个体对周围环境及自身状态的感知能力。意识障碍分为觉醒度下降和意识内容变化两方面。前者表现为嗜睡、昏睡和昏迷;后者表现为朦胧状态、意识模糊和谵妄等。昏迷是一种最为严重的意识障碍,患者意识完全丧失,各种强刺激不能使其觉醒,缺乏有目的的自主活动,不能自发睁眼。可分为浅昏迷、中昏迷和深昏迷三级。谵妄是感染、手术、器官功能障碍、电解质紊乱、营养缺乏、药物等诱发的老年人最常见的意识障碍,它是一种急性波动性的精神状态改变,表现为注意力不集中、思维混乱、意识水平下降,意识内容如定向力、记忆力、语言表达能力的降低,可伴有睡眠 - 觉醒周期紊乱和精神运动行为异常,急性谵妄增加老年重症患者的病死率。谵妄分为活动亢进型、活动抑制型和混合型三类。

(1)推荐应用 Glasgow 昏迷评分量表(Glasgow coma scale,GCS)对昏迷程度进行量化评估(Ⅰ类推荐,C 级证据)

准确判断和评估昏迷程度有助于进一步的治疗和判断预后。昏迷患者的神经系统检查和评估包括意识水平、运动功能和脑干反射 3 个方面。GCS 是对昏迷程度进行量化评估的常用量表,通常情况 ≥ 8 分恢复机会较大,<7 分预后较差,3~5 分并伴有脑干反射消失的患者有潜在死亡危险[299]。GCS 量表简单易行,实用性强,但灵敏度不够,不能反映脑干功能。该量表对有失语的患者评估有影响,对偏瘫者应以健侧反应为依据。Glasgow-Pittsburgh 昏迷量表在 GCS 的基础上增加了瞳孔对光反应、其他脑干反射、抽搐、呼吸状态 4 项内容,可以作为昏迷评估的补充量表。临床上常规检查与昏迷相关的脑干反射,包括瞳孔对光反射、角膜反射、头眼反射和咳嗽反射等。

(2)推荐应用意识模糊评估法(confusion assessment method,CAM)进行谵妄的快速筛查(Ⅰ类推荐,C 级证据)

谵妄的快速筛查量表中,CAM 量表应用最为广泛,该量表主要基于谵妄的四个核心症

状进行评估,该量表的灵敏度高达 95%~100%,特异度高达 90%~95%[299]。谵妄的严重程度评估可以应用谵妄程度评定修订量表 -98(delirium rating scale-revised-98,DRS-R-98)[300]、记忆谵妄评定量表(memorial delirium assessment scale)[301]以及 CAM 严重程度量表(CAM-severity scale,CAM-S)[302]3 个量表。

10.2 谵妄的预防及治疗

(1)推荐采用非药物方法预防谵妄的发生(Ⅰ类推荐,B 级证据)。不推荐使用氟哌啶醇预防谵妄(Ⅲ类推荐,A 级证据)

建议采用非药物方法预防谵妄,包括加强对医护人员进行相关知识的教育,进行谵妄病因的评估,避免使用可能引起谵妄的药物,使用非阿片类药物减轻疼痛等[303-309]。氟哌啶醇是针对谵妄预防研究最多的药物。最新一项多中心大规模 RCT 研究以 1 789 名 ICU 老年患者为观察对象,结果显示静脉给予氟哌啶醇无预防谵妄的作用[310]。另外 2 项荟萃分析结果也提示氟哌啶醇无预防谵妄的作用[311,312]。

(2)不推荐对活动抑制型谵妄患者进行药物治疗(Ⅲ类推荐,C 级证据)。对于严重激越行为和危害到自身或他人安全的活动亢进型谵妄患者,在非药物治疗措施无效时,应当考虑给予抗精神病药物治疗,建议以最低有效剂量、最短时间治疗(Ⅱa 类推荐,A 级证据)

对于活动抑制型谵妄患者,不推荐进行药物治疗[313]。首先采用非药物措施治疗谵妄,包括鼓励患者尽早下床活动、家庭参与照料、保证足够的营养及维持睡眠觉醒周期等。对于严重激越行为和危害到自身或他人安全的活动亢进型谵妄患者,非药物治疗措施无效时,可以给予药物干预。推荐氟哌啶醇的用量为 5mg 肌内注射;奥氮平 1.25~5mg/d 口服,若控制不佳,可以缓慢增加到 10mg/d。富马酸喹硫平药物剂量范围比较广,起始剂量为 6.25mg 或 12.5mg,3 次 /d,逐渐增加到有效剂量。应用该类药物治疗谵妄时须注意最小剂量、最短时间的治疗,警惕药物带来的神经系统、心血管系统和内分泌系统的副作用。由于给药方法和剂量、研究人群、评价方法的不同,抗精神病药物对于谵妄治疗的结果不一致。一项使用氟哌啶醇、抗胆碱能药物和苯二氮䓬类药物联合治疗谵妄的 RCT 研究证明,联合用药对于谵妄治疗有效[311]。2019 年最新发表的一项基于老年谵妄的 RCT 研究进行的荟萃分析提示,氟哌啶醇加劳拉西泮为治疗老年谵妄的最佳用药,氟哌啶醇单药同样有效[314]。有一些研究将奥氮平、喹硫平、利培酮等非典型抗精神病药物与氟哌啶醇进行疗效对比,结果提示不同药物的疗效相当[315-317]。但有部分研究得出了阴性结果,认为氟哌啶醇等药物对谵妄治疗无效[318,319]。对于老年帕金森病合并谵妄的患者,不建议用氟哌啶醇、利培酮、奥氮平等药物,建议使用喹硫平。一项针对非典型抗精神病药物喹硫平进行的前瞻性多中心随机双盲安慰剂对照试验研究结果显示,该药可能会减少谵妄的持续时间[320]。治疗过程中如因有创操作或其他原因需要使用镇静药物,建议应用右美托咪啶而非苯二氮䓬类药物[314,321-323],除非患者存在酒精或苯二氮䓬类药物依赖。

10.3　癫痫和急性症状性癫痫发作的诊断和治疗

癫痫是多种原因导致的脑部神经元高度同步化异常放电所致的临床综合征,临床表现具有发作性、短暂性、重复性和刻板性的特点。临床上每次发作过程称为痫性发作。癫痫是一种在未进行治疗的情况下预计会出现反复无诱因性发作的疾病。癫痫的诊断要求临床医师确定患者已有过癫痫性发作,而不是某种其他类型的阵发性事件,然后确定癫痫发作的类型。主要癫痫发作类型为全面性、局灶性、未知性和未分类性。癫痫的诊断需要依赖病史和体检(包括目击者的描述)、脑电图和影像学检查。急性症状性癫痫发作是诱发性事件,多为内环境或系统性疾病所导致,低血糖、低血钠、非酮症性高血糖、缺血缺氧性脑病、肾衰竭等为常见病因,在没有特殊诱因的情况下预计不会复发,但这些患者有在急性情况下癫痫发作和复发的风险。

(1)推荐老年癫痫患者使用新型抗癫痫药物(antiepileptic drugs,AEDs),如拉莫三嗪(Ⅰ类推荐,A级证据),应当考虑左乙拉西坦(Ⅱa类推荐,B级证据)抗癫痫治疗

老年患者选择AEDs时,应根据癫痫发作类型、共存疾病、不良反应以及药物间相互作用进行个体化用药,一般先单药治疗。鉴于新型AEDs药物相互作用的可能性较低,药代动力学呈线性,副作用的发生率更低,副作用小、耐受性好,故推荐使用新型AEDs,如拉莫三嗪、左乙拉西坦等药物。多项RCT研究显示,与传统抗癫痫药物卡马西平相比,拉莫三嗪疗效相当或更优,且副作用小,患者的耐受性好[324-327]。亦有研究证实左乙拉西坦和加巴喷丁在老年癫痫患者治疗中安全有效[327]。

(2)全面性惊厥性癫痫持续状态(generalized convulsive status epilepticus,GCSE)的治疗分为3个阶段。在无静脉通道的情况下,推荐使用咪达唑仑肌内注射,如有静脉通道,推荐静脉推注地西泮(Ⅰ类推荐,A级证据),如果不能控制发作,第二阶段和第三阶段应当考虑静脉用丙戊酸钠(Ⅱa类推荐,A级证据),或可以考虑静脉用咪达唑仑(Ⅱb类推荐,C级证据)、丙泊酚(Ⅱb类推荐,C级证据)等药物

癫痫持续状态(status epilepticus,SE)是神经科常见的急危重症,定义为持续时间超过大多数同种发作类型患者绝大部分发作的时长且无停止征象,或反复发作、期间意识状态不能恢复至基线状态的发作。从临床实际操作角度,GCSE的操作性定义为≥5分钟的持续性癫痫发作状态,或者1次以上癫痫发作,并且在各次发作之间患者未恢复。

GCSE的治疗首先应迅速终止发作,分为3个阶段。发作超过5分钟为第一阶段,在无静脉通道的情况下,推荐使用咪达唑仑肌内注射(体质量>40kg,10mg;体质量<40kg,5mg),如有静脉通道,推荐静脉推注地西泮(单次剂量10mg,速度为2~5mg/min,10~20分钟内可酌情重复使用,最大单次剂量为0.15~0.2mg/kg)[328-331];第二阶段为发作后20~40分钟仍有发作,推荐使用丙戊酸钠[15~30mg/kg静脉推注,给药时间5分钟,后续1~2mg/(kg·h)泵入]等药物治疗[332-335];发作超过40分钟为第三阶段,可以考虑咪达唑仑[0.2mg/kg负荷量静注,之后持续静脉泵入0.05~0.4mg/(kg·h)][336,337],丙泊酚[2mg/kg负荷量静注,追加1~2mg/kg

直至发作控制,后续持续静脉泵入 $1{\sim}10mg/(kg{\cdot}h)$][336,337]等药物,需要进行气管插管 / 机械通气,持续脑电监测。

对老年患者也应警惕非惊厥性癫痫持续状态(nonconvulsive status epilepticus,NCSE)。NCSE 是指持续脑电发作导致的非惊厥性临床症状,通常定义为发作 >30 分钟。诊断 NCSE 需具有明确的、可证实的超过 30 分钟的行为、意识状态或感知觉改变,并具有脑电图持续或接近持续的阵发性放电。由于 NCSE 症状隐匿,病因复杂,是否应像治疗 GCSE 一样积极治疗老年 NCSE,目前尚存在较大争议[338]。对于所有 NCSE 患者,应借助脑电图等检查措施迅速诊断,注意应使镇静作用最小化,以避免诱导或延长患者昏迷和气管插管的时间。

(3)不推荐因代谢紊乱、药物或药物戒断所致的急性症状性癫痫发作患者给予长期口服 AEDs 治疗(Ⅲ类推荐,C 级证据)

在急性躯体或神经系统疾病或损伤(如脑卒中、创伤性脑损伤、脑炎和缺氧性脑病)的情况下,没有癫痫病史的患者也常常会出现癫痫发作[339-342]。在疾病诊治过程中,需尽量减少癫痫发作的诱因。通常认为代谢紊乱、药物或药物戒断所致的急性症状性癫痫发作患者不需要长期抗癫痫药物治疗,出现痫性发作时需及时终止发作,去除诱因,并且警惕有发作复发的风险。对于应用美罗培南等碳青霉烯类抗生素治疗的癫痫患者,应避免应用丙戊酸钠治疗,因其显著降低丙戊酸钠的血药浓度[343]。

11 支持治疗

11.1 血糖的管理

(1)无论是否有糖尿病史,均推荐检测全血糖化血红蛋白(glycosylated hemoglobin Alc,HbAlc),并监测血糖,如血糖水平持续 >7.8mmol/L,则需严密监测;如 HbAlc ≥ 6.5%,提示既往已存在高糖状态(Ⅰ类推荐,C级证据)

无论何种原因的住院患者,高血糖与不良预后明确相关[344-348]。对所有高血糖患者入院时均应检测血糖并询问是否有糖尿病病史;院内高血糖指血糖水平 >7.8mmol/L,若血糖水平持续高于此水平则提示患者可能需要接受治疗[349-351]。

(2)伴有高血糖,连续两次血糖 >10.0mmol/L 的 i-MODSE 患者,推荐采用规范化的血糖管理方案,控制空腹血糖于 7.8~10mmol/L,餐后 2 小时或随机血糖在 7.8~13.9mmol/L 之间,避免血糖 ≤ 3.9mmol/L。无论有无糖尿病史,一旦空腹血糖 >10mmol/L,原则上需启用胰岛素治疗或增加胰岛素剂量,以有效控制血糖,保护胰岛 β 细胞功能(Ⅰ类推荐,C级证据)

老年患者住院期间严重高血糖分析显示,合并感染、急性病症、临终状态和合并器官功能衰竭是住院老年患者发生严重高血糖的主要危险因素,无论是否为糖尿病患者,高血糖均预示高死亡风险,而及时纠正高血糖(<16.7mmol/L)有助于降低死亡风险[352]。评价正常化血糖管理对 ICU 患者死亡率影响(NICE-SUGAR)研究以及包含 26 项随机对照研究的荟萃分析显示,严格控制血糖组严重低血糖和病死率高于适度控制血糖组[353,354]。随机对照研究和荟萃分析显示,外科患者围术期血糖适度控制 <10mmol/L,病死率和脑卒中发生率低于血糖控制目标 >11.1mmol/L 组,但是更严格的血糖控制(<7.8mmol/L)并无显著获益[355,356]。血糖水平持续 >10mmol/L 的患者需起始胰岛素治疗,一旦开始胰岛素治疗,对于重症患者推荐血糖控制目标为 7.8~10mmol/L[349]。住院患者低血糖警戒值为 ≤ 3.9mmol/L[357]。中国住院患者血糖管理专家共识推荐:老年及重症监护患者空腹血糖控制在 7.8~10mmol/L,餐后 2 小时或随机血糖控制在 7.8~13.9mmol/L[351]。中国老年 2 型糖尿病诊疗措施专家共识提出,空腹血糖 <8.5mmol/L 和餐后 2 小时血糖 <13.9mmol/L 为可接受的血糖控制标准[358]。

11.2 营养支持治疗

(1)推荐 i-MODSE 患者血流动力学稳定后尽早启动肠内营养（Ⅰ类推荐，A级证据）

国内外针对重症患者的营养支持指南一致指出，除非患者血流动力学不稳定、复苏不充分或者胃肠道没有消化功能，肠内营养支持应该在收入 ICU 病房后尽早进行，推荐 24~48 小时内进行肠内营养[359-366]。

(2)推荐给予 i-MODSE 患者恰当的肠内营养途径及肠内营养处方（Ⅰ类推荐，B级证据）

肠内营养途径包括经口和管饲。管饲分为经胃和经幽门后喂养，包括经口胃管、经鼻胃管、经皮内镜胃造瘘术、经皮 X 线下胃造瘘术、外科胃造瘘术等。经幽门后喂养包括盲插法留置空肠营养管、内镜引导下放置空肠营养管以及经皮内镜下、经皮 X 线下或外科肠造口放置营养管。除非认为吞咽动作可引起误吸、吸入性肺炎等风险，首选经口喂养。当出现吞咽困难以及高误吸风险时，应该进行肠内营养途径的管理，比如经鼻胃管或经幽门后喂养[359,367]。一项研究对象年龄 ≥ 75 岁的单中心临床研究表明，和经胃喂养相比，经幽门后喂养可减少 ICU 中需要机械通气的老年患者呼吸机相关性肺炎的发生率[368]。

i-MODSE 患者多数有胃肠功能障碍，胃肠道黏膜屏障功能障碍及衰竭的肠内营养推荐以渐进式、分阶段、交叉推进为原则给予：剂型选择由预消化制剂过渡到整蛋白制剂，浓度由低到高，输注速度由慢到快[360]。基于脂肪的肠内营养和基于葡萄糖的肠内营养，在影响血糖稳态以及对胰岛素的需求两方面均相似；而对于重症患者，基于脂肪的肠内营养在饮食诱导的产热作用方面，总体上略高一些[369]。

(3)推荐给予 i-MODSE 患者肠内营养结合肠外营养支持；对实施肠内营养有禁忌的 i-MODSE 患者，推荐渐进性肠外营养支持（Ⅰ类推荐，B级证据）

i-MODSE 患者肠内营养初期的主要目的是维护和恢复胃肠道功能和肠道微生态，为减少肠道负担，可通过肠外营养补充能量，肠内外营养相结合。危重病的早期不应过多补充目标热量和蛋白质。后期启动肠外营养补充组（入住 ICU 8 天后）和早期启动肠外营养补充组（入住 ICU 48 小时内）相比，恢复更快且并发症更少，包括感染发生率更低、接受机械通气和 RRT 的天数更少[370]。对经口进食及肠内营养有禁忌的患者，3~7 天内需要肠外营养支持[359]。

(4)不推荐 i-MODSE 患者早期应用富含谷氨酰胺的肠内营养制剂（Ⅲ类推荐，A级证据）

谷氨酰胺是一个组织特需氨基酸，为生长迅速的细胞所特需，肠黏膜细胞需要谷氨酰胺作为它的主要能量[261]。谷氨酰胺是很多代谢途径的重要中间物，是肠上皮细胞和其他快速分裂的细胞的主要能源，可增加应激蛋白，缓解炎性蛋白对应激的反应。然而，早期应用富含谷氨酰胺的肠内营养制剂对 MODS 的重症患者有害[371]。对于重度感染的危重症患者，肠内营养中额外增加谷氨酰胺等免疫调节营养物质的摄入，和标准肠内营养摄入相比，并没有减少感染并发症或者其他临床终点事件的发生，反而可能有害，增加了死亡率[372]。

(5)推荐对 i-MODSE 患者应用个体化营养支持处方;推荐营养支持处方中注意微量营养素/维生素的补充,尤其是全肠外营养时注意再喂养综合征(Ⅰ类推荐,C级证据)

i-MODSE 患者病情复杂,临床表现各不相同,每一例患者都是独特的,每一个诊断、病程的每个阶段、任何并发症都要考虑到。因此,不能对所有的 i-MODSE 患者在不同的病情下给予相同的营养支持治疗;肠内营养早期需针对微量营养素/维生素的缺乏进行补充;再喂养综合征是指营养不良的患者在积极营养康复期间因液体和电解质转移而引发的临床并发症,尤其是全肠外营养时需注意再喂养综合征的发生[359,373]。

(6)推荐 i-MODSE 患者能量供给 17~23kcal/(kg·d),蛋白质供给 1.2~1.5g/(kg·d)(Ⅰ类推荐,B级证据)

滋养型喂养是维持机体功能的最低喂养量,目的是保护小肠上皮细胞、刺激十二指肠纹状缘分泌酶类、增强免疫功能、保护上皮细胞间的紧密连接以及防止菌群易位。指南建议 MODS 患者营养支持能量供给一般为 25~30kcal/(kg·d);在急性应激期"允许性低热卡"可达 15~20kcal/(kg·d)。i-MODSE 患者受应激、器官老化和伴随的器官病变等多重因素影响,营养支持有其特殊性;老年人的糖耐量和脂肪廓清能力下降,给予过多的营养和能量底物易导致代谢紊乱;过度肠外营养对 MODSE 患者不利,包括心力衰竭、高血糖、增加败血症的发生率、肝功能异常和胆汁淤积等;因此,建议 i-MODSE 患者能量供给放宽至 17~23kcal/(kg·d)[374,375]。4 周低热量营养支持对 >85 岁高龄老年患者安全有效;老年人胃肠道消化吸收功能和肝脏蛋白合成能力下降,注意监测血清白蛋白水平,必要时增加氨基酸和白蛋白的供给,一般正常老年人蛋白质需要量是 0.8~1.0g/(kg·d),部分老年患者可增加到 1.0~1.5g/(kg·d)[376]。ICU 患者和健康人群相比,需要更多的蛋白质,特别是 CRRT 治疗患者,因 CRRT 的清除,需要更高的蛋白质供给方案;推荐危重患者的蛋白质补充量为 1.2~1.5g/(kg·d)。蛋白质补充量为 1.2g/(kg·d)组和 0.8g/(kg·d)组的患者相比,在握力等评估手段中均有改善[377]。一项针对老年患者的前瞻性随机双盲研究表明,给予高蛋白口服营养补充剂可增加营养不良老年患者的营养摄入,从而满足其大部分营养需求[378]。

11.3 免疫支持治疗

建议 i-MODSE 老年患者进行细胞和体液免疫功能评估(NK 细胞、T 细胞亚群、血浆免疫球蛋白测定),如免疫功能低下,应当考虑尽早启动免疫支持治疗(Ⅱa类推荐,C级证据)

静脉注射用丙种球蛋白(intravenous immunoglobulin,IVIG)一方面可直接补充人体免疫球蛋白,提高老年患者的免疫能力,抵御感染;另一方面,IVIG 被认为具有免疫调节和抗炎症作用。一项随机、双盲、多中心的研究(CIGMA 研究)认为 IVIG 能降低机械通气的重症感染患者的 28 天病死率[379]。另一项对 200 例 ICU 多重耐药的革兰氏阴性菌脓毒症患者的回顾性研究提示,IVIG 能明确改善患者预后[380]。对 i-MODSE,虽然国际上没有明确应用 IVIG 的适应证,但基于以往大量治疗老年重症感染患者的临床经验,认为如存在免疫功能低下的依据或经济条件允许,i-MODSE 老年患者应当考虑尽早使 IVIG。

i-MODSE 老年患者容易早期出现低蛋白血症,其机制与消耗增加、老年患者常合并营养不良、蛋白合成的速率下降以及炎症和组织缺氧导致血管通透性增加、白蛋白从血浆中转移到组织间液等有关。低蛋白血症对 i-MODSE 老年患者的危害包括:血浆胶体渗透压的下降,组织间隙潴留大量的液体,机体有效循环血量的下降,最终导致重要器官的灌注不足和功能障碍;支气管壁水肿,肺水肿,呼吸肌疲劳,肺通气和弥散功能受阻;肠壁水肿,肠道屏障被破坏,加重肠源性感染。故建议对 i-MODSE 老年患者密切关注其血浆白蛋白水平的变化并早期补充人血白蛋白,保证患者血浆白蛋白水平 >30g/L。

胸腺肽 α_1 在临床中广泛应用,已证实其能增强患者免疫能力,参与免疫调节。ETASS 研究是我国一项多中心、单盲、RCT 研究,研究共入组 361 例 ICU 住院的严重脓毒症患者,64.3% 患者年龄 >60 岁,在传统治疗基础上,随机加用胸腺肽 α_1 或安慰剂,评估胸腺肽 α_1 治疗重症脓毒症患者的疗效和预后,结果显示,使用胸腺肽 α_1 联合传统治疗可明显降低重度脓毒症患者死亡率[381]。因此,i-MODSE 患者可酌情使用胸腺肽。

12 i-MODSE 的综合评估及预后评价

(1)推荐对 i-MODSE 患者进行一般医疗(疾病诊断、老年综合征、多重用药)、衰弱程度、认知功能和经济压力等综合评估(Ⅰ类推荐,A 级证据)

i-MODSE 具有起病急、病情重、预后差等特点,治疗的目标不应只是治疗疾病,而应全面考虑患者功能状态、预期寿命,做出让患者获益最大的决策。i-MODSE 患者多器官功能不全且相互影响,使其处于衰弱状态,评估和管理较复杂,要求通过分工明确的多学科合作,进行一般医疗评估(疾病诊断、老年综合征、多重用药)、衰弱程度、认知功能和经济压力等综合评估及管理[382],由"以疾病为中心"转变为"以患者为中心",最大程度促进老年患者康复,同时提高医疗质量和效率。荟萃分析显示,老年患者在住院期间接受全面的老年评估,并给予积极有效的干预,可明显降低患者病死率和疾病恶化率,改善认知功能[383,384],降低医疗成本,提高患者满意度[385-387]。

(2)推荐将 SOFA 评分(Ⅰ类推荐,B 级证据)、APACHE Ⅱ评分(Ⅰ类推荐,B 级证据)、MODSES 评分(Ⅱa 类推荐,C 级证据)用于 i-MODSE 患者的预后评估

对于 i-MODSE,要做到多器官损伤的早期诊断、预防、及时评估预后并调整治疗方案,评分系统可能是目前能够依靠的最佳手段。由于 i-MODSE 病变器官的多样性和复杂性,临床工作中经常采用综合多种指标的评分系统来评估病情及判断预后。

目前临床常用的 i-MODSE 预后评分系统包括:SOFA 评分、SIRS 分类评分、LODS 评分、qSOFA 评分、APACHE Ⅱ评分、SAPS Ⅱ评分、SAPS Ⅲ评分,以及 MODSES 评分等[250,388-391]。

一项基于 1 300 万美国成人电子健康记录的研究显示,对因感染就诊于 ICU 的患者,SOFA 评分预测院内死亡等不良事件的效能优于 qSOFA 评分和 SIRS 分类评分,与 LODS 评分预测效能相近,但比 LODS 评分更简单和易于操作[250]。另一项基于 184 875 例澳大利亚和新西兰 ICU 感染患者(平均年龄 62.9 岁)的回顾性队列研究显示,SOFA 评分对院内死亡的预测价值优于 qSOFA 评分和 SIRS 分类评分[390]。国内一项基于 MODSE 患者的小规模研究显示,APACHE Ⅱ评分、MODSES 评分对 28 天内院内死亡具有较高的预测价值[392]。一项基于老年患者的荟萃分析显示,APACHE Ⅱ评分对接受机械通气的 MODSE 患者有较好的预测价值[391]。

参考文献

[1] 范利,王士雯.肺部感染与老年人多器官衰竭.中华老年医学杂志,1989,3(1):25-27.

[2] 范利,王士雯,张遵一,等.老年人多器官功能衰竭时免疫功能的变化.中华老年医学杂志,1994,13(1):18-21.

[3] 臧蕙,王可富.老年多器官功能不全综合征研究进展.中国老年学杂志,2006,7(26):1004-1006.

[4] 钱小顺,侯允天,薛桥,等.1605 例老年多器官功能衰竭的临床分析.中华老年多器官疾病杂志,2002,1(1):7-10.

[5] Rohde JM,Odden AJ,Bonham C,et al.The epidemiology of acute organ system dysfunction from severe sepsis outside of the intensive care unit.J Hosp Med,2013,8(5):243-247.

[6] 谭清武.住院老年肺部感染患者并发 MODSE 的高危患者调查研究.临床军医杂志,2015,(09):932-934.

[7] 谭清武.老年人肺部感染并发老年多器官功能不全综合征的发病率调查.中国误诊学杂志,2011,(01):248.

[8] 王士雯.老年多器官功能不全肺启动机制若干问题初探.中华老年心脑血管病杂志,2000,2(3):149-151.

[9] 王士雯,王今达,陈可冀,等.老年多器官功能不全综合征(MODSE)诊断标准(试行草案,2003).中国危重病急救医学,2004,16(1):1.

[10] 中国中西医结合学会急救医学专业委员会.重修"95 庐山会议"多器官功能障碍综合征病情分期诊断及严重程度评分标准(2015).中华危重病急救医学,2016,28(2):99-101.

[11] 中国中西医结合学会急救医学专业委员会.老年多器官功能障碍综合征中西医结合诊疗专家共识(草案).中华危重病急救医学,2104,26(7):449-453.

[12] 国家老年疾病临床医学研究中心解放军总医院,《感染诱发的老年多器官功能障碍综合征诊治中国专家共识》撰写组.感染诱发的老年多器官功能障碍综合征诊治中国专家共识.中华老年多器官疾病杂志,2018,17(1):3-15.

[13] Organization WH.WHO Handbook for WHO Guideline Development.2nd ed.Geneva,2014.

[14] 蒋朱明,詹思延,贾晓巍,等.制订/修订《临床诊疗指南》的基本方法及程序.中华医学杂志,2016,96(4):250-253.

[15] Gotts JE,Matthay MA.Sepsis:pathophysiology and clinical management.BMJ,2016,353:i1585.

[16] Landesberg G,Jaffe AS,Gilon D,et al.Troponin elevation in severe sepsis and septic shock:the role of left ventricular diastolic dysfunction and right ventricular dilatation.Crit Care Med,2014,42(4):790-800.

[17] Pulido JN,Afessa B,Masaki M,et al.Clinical spectrum,frequency,and significance of myocardial

dysfunction in severe sepsis and septic shock.Mayo Clin Proc,2012,87(7):620-628.

［18］ Sato R,Kuriyama A,Takada T,et al.Prevalence and risk factors of sepsis-induced cardiomyopathy:A retrospective cohort study.Medicine(Baltimore),2016,95(39):e5031.

［19］ Rodrigo E,Suberviola B,Santibanez M,et al.Association between recurrence of acute kidney injury and mortality in intensive care unit patients with severe sepsis.Journal of intensive care,2017,5:28.

［20］ 曹丰,王亚斌,薛万国,等.中国老年疾病临床多中心报告.中华老年多器官疾病杂志,2018,17(11):801-808.

［21］ Levy MM,Fink MP,Marshall JC,et al.2001 SCCM/ESICM/ACCP/ATS/SIS International Sepsis Definitions Conference.Critical care medicine,2003,31(4):1250-1256.

［22］ Singer M,Deutschman CS,Seymour CW,et al.The Third International Consensus Definitions for Sepsis and Septic Shock(Sepsis-3).JAMA,2016,315(8):801-810.

［23］ Nguyen HB,Rivers EP,Abrahamian FM,et al.Emergency Department Sepsis Education P,Strategies to Improve Survival Working G.Severe sepsis and septic shock:review of the literature and emergency department management guidelines.Ann Emerg Med,2006,48(1):28-54.

［24］ 中国医师协会急诊医师分会.中国急诊感染性休克临床实践指南.中华急诊医学杂志,2016,25(3):274-283.

［25］ Wang J,Liu J,Guo W,et al.Multiple Biomarkers in the Context of Conventional Risk Factors in Patients With Coronary Artery Disease.Journal of the American College of Cardiology,2017,69(22):2769-2770.

［26］ Soni SS,Ronco C,Pophale R,et al.Cardio-renal syndrome type 5:epidemiology,pathophysiology,and treatment.Semin Nephrol,2012,32(1):49-56.

［27］ Mehta RL,Rabb H,Shaw AD,et al.Cardiorenal syndrome type 5:clinical presentation,pathophysiology and management strategies from the eleventh consensus conference of the Acute Dialysis Quality Initiative(ADQI).Contrib Nephrol,2013,182:174-194.

［28］ Hadjiphilippou S,Kon SP.Cardiorenal syndrome:review of our current understanding.J R Soc Med,2016,109(1):12-17.

［29］ Garnacho-Montero J,Aldabo-Pallas T,Garnacho-Montero C,et al.Timing of adequate antibiotic therapy is a greater determinant of outcome than are TNF and IL-10 polymorphisms in patients with sepsis.Crit Care,2006,10(4):R111.

［30］ Wisdom A,Eaton V,Gordon D,Daniel S,et al.INITIAT-E.D.:Impact of timing of INITIation of Antibiotic Therapy on mortality of patients presenting to an Emergency Department with sepsis.Emerg Med Australas,2015,27(3):196-201.

［31］ Zhang D,Micek ST,Kollef MH.Time to Appropriate Antibiotic Therapy Is an Independent Determinant of Postinfection ICU and Hospital Lengths of Stay in Patients With Sepsis.Critical care medicine,2015,43(10):2133-2140.

［32］ Rehmani RS,Memon JI,Al-Gammal A.Implementing a collaborative sepsis protocol on the time to antibiotics in an emergency department of a saudi hospital:quasi randomized study.Crit Care Res Pract,2014,2014:410-430.

［33］ Paul M,Shani V,Muchtar E,et al.Systematic review and meta-analysis of the efficacy of appropriate empiric antibiotic therapy for sepsis.Antimicrob Agents Chemother,2010,54(11):4851-4863.

［34］ Leone M,Bechis C,Baumstarck K,et al.De-escalation versus continuation of empirical antimicrobial treatment in severe sepsis:a multicenter non-blinded randomized noninferiority trial.Intensive Care Med,

2014,40(10):1399-1408.

[35] Kumar A,Zarychanski R,Light B,et al.Cooperative Antimicrobial Therapy of Septic Shock Database Research G.Early combination antibiotic therapy yields improved survival compared with monotherapy in septic shock:a propensity-matched analysis.Critical care medicine,2010,38(9):1773-1785.

[36] 中国医药教育协会感染疾病专业委员会.抗菌药物药代动力学/药效学理论临床应用专家共识.中华结核和呼吸杂志,2018,41(6):409-446.

[37] Chao WN,Tsai CF,Chang HR,et al.Impact of timing of surgery on outcome of Vibrio vulnificus-related necrotizing fasciitis.Am J Surg,2013,206(1):32-39.

[38] Buck DL,Vester-Andersen M,Moller MH.Danish Clinical Register of Emergency S.Surgical delay is a critical determinant of survival in perforated peptic ulcer.Br J Surg,2013,100(8):1045-1049.

[39] Karvellas CJ,Abraldes JG,Zepeda-Gomez S,et al.Cooperative Antimicrobial Therapy of Septic Shock Database Research G.The impact of delayed biliary decompression and anti-microbial therapy in 260 patients with cholangitis-associated septic shock.Aliment Pharmacol Ther,2016,44(7):755-766.

[40] Kade G,Lubas A,Rzeszotarska A,et al.Effectiveness of High Cut-Off Hemofilters in the Removal of Selected Cytokines in Patients During Septic Shock Accompanied by Acute Kidney Injury-Preliminary Study.Med Sci Monit,2016,22:4338-4344.

[41] Kobashi S,Maruhashi T,Nakamura T,et al.The 28-day survival rates of two cytokine-adsorbing hemofilters for continuous renal replacement therapy:a single-center retrospective comparative study.Acute Med Surg,2019,6(1):60-67.

[42] Liu VX,Fielding-Singh V,Greene JD,et al.The Timing of Early Antibiotics and Hospital Mortality in Sepsis.American journal of respiratory and critical care medicine,2017,196(7):856-863.

[43] 中华医学会呼吸病学分会感染学组.中国成人医院获得性肺炎与呼吸机相关性肺炎诊断和治疗指南(2018年版).中华结核和呼吸杂志,2018,41(4):255-280.

[44] Chastre J,Wolff M,Fagon JY,et al.Comparison of 8 vs 15 days of antibiotic therapy for ventilator-associated pneumonia in adults:a randomized trial.JAMA,2003,290(19):2588-2598.

[45] Sousa A,Perez-Rodriguez MT,Suarez M,et al.Short-versus long-course therapy in gram-negative bacilli bloodstream infections.Eur J Clin Microbiol Infect Dis,2019,38(5):851-857.

[46] Choudhury G,Mandal P,Singanayagam A,et al.Seven-day antibiotic courses have similar efficacy to prolonged courses in severe community-acquired pneumonia—a propensity-adjusted analysis.Clin Microbiol Infect,2011,17(12):1852-1858.

[47] Kopterides P,Siempos,II,Tsangaris I,et al.Procalcitonin-guided algorithms of antibiotic therapy in the intensive care unit:a systematic review and meta-analysis of randomized controlled trials.Critical care medicine,2010,38(11):2229-2241.

[48] de Jong E,van Oers JA,Beishuizen A,et al.Efficacy and safety of procalcitonin guidance in reducing the duration of antibiotic treatment in critically ill patients:a randomised,controlled,open-label trial.Lancet Infect Dis,2016,16(7):819-827.

[49] Schortgen F,Clabault K,Katsahian S,et al.Fever control using external cooling in septic shock:a randomized controlled trial.American journal of respiratory and critical care medicine,2012,185(10):1088-1095.

[50] Mayer SA,Kowalski RG,Presciutti M,et al.Clinical trial of a novel surface cooling system for fever control in neurocritical care patients.Critical care medicine,2004,32(12):2508-2515.

［51］ Bernard GR, Wheeler AP, Russell JA, et al.The effects of ibuprofen on the physiology and survival of patients with sepsis.The Ibuprofen in Sepsis Study Group.N Engl J Med, 1997, 336 (13): 912-918.

［52］ Schulman CI, Namias N, Doherty J, et al.The effect of antipyretic therapy upon outcomes in critically ill patients: a randomized, prospective study.Surgical infections, 2005, 6 (4): 369-375.

［53］ van Genderen ME, Bartels SA, Lima A, et al.Peripheral perfusion index as an early predictor for central hypovolemia in awake healthy volunteers.Anesth Analg, 2013, 116 (2): 351-356.

［54］ Rivers E, Nguyen B, Havstad S, et al.Early Goal-Directed Therapy Collaborative G.Early goal-directed therapy in the treatment of severe sepsis and septic shock.N Engl J Med, 2001, 345 (19): 1368-1377.

［55］ Cecconi M, De Backer D, Antonelli M, et al.Consensus on circulatory shock and hemodynamic monitoring. Task force of the European Society of Intensive Care Medicine.Intensive Care Med, 2014, 40 (12): 1795-1815.

［56］ Pro CI, Yealy DM, Kellum JA, et al.A randomized trial of protocol-based care for early septic shock.N Engl J Med, 2014, 370 (18): 1683-1693.

［57］ Investigators A, Group ACT, Peake SL, et al.Goal-directed resuscitation for patients with early septic shock.N Engl J Med, 2014, 371 (16): 1496-1506.

［58］ Vallee F, Vallet B, Mathe O, et al.Central venous-to-arterial carbon dioxide difference: an additional target for goal-directed therapy in septic shock?Intensive Care Med, 2008, 34 (12): 2218-2225.

［59］ Vallet B, Pinsky MR, Cecconi M.Resuscitation of patients with septic shock: please"mind the gap" ! Intensive Care Med, 2013, 39 (9): 1653-1655.

［60］ Nguyen HB, Rivers EP, Knoblich BP, et al.Early lactate clearance is associated with improved outcome in severe sepsis and septic shock.Critical care medicine, 2004, 32 (8): 1637-1642.

［61］ Wacharasint P, Nakada TA, Boyd JH, et al.Normal-range blood lactate concentration in septic shock is prognostic and predictive.Shock, 2012, 38 (1): 4-10.

［62］ Leisman DE, Doerfler ME, Schneider SM, et al.Predictors, Prevalence, and Outcomes of Early Crystalloid Responsiveness Among Initially Hypotensive Patients With Sepsis and Septic Shock.Critical care medicine, 2018, 46 (2): 189-198.

［63］ Wiedermann CJ.Systematic review of randomized clinical trials on the use of hydroxyethyl starch for fluid management in sepsis.BMC Emerg Med, 2008, 8 : 1.

［64］ Wiedermann CJ, Dunzendorfer S, Gaioni LU, et al.Hyperoncotic colloids and acute kidney injury: a meta-analysis of randomized trials.Crit Care, 2010, 14 (5): R191.

［65］ Finfer S, Bellomo R, Boyce N, et al.A comparison of albumin and saline for fluid resuscitation in the intensive care unit.N Engl J Med, 2004, 350 (22): 2247-2256.

［66］ Lewis SR, Pritchard MW, Evans DJ, et al.Colloids versus crystalloids for fluid resuscitation in critically ill people.Cochrane Database Syst Rev, 2018, 8 : CD000567.

［67］ Annane D, Siami S, Jaber S, et al.Effects of fluid resuscitation with colloids vs crystalloids on mortality in critically ill patients presenting with hypovolemic shock: the CRISTAL randomized trial.JAMA, 2013, 310 (17): 1809-1817.

［68］ Semler MW, Self WH, Wanderer JP, et al.Balanced Crystalloids versus Saline in Critically Ill Adults.N Engl J Me, 2018, 378 (9): 829-839.

［69］ Perel P, Roberts I.Colloids versus crystalloids for fluid resuscitation in critically ill patients.Cochrane Database Syst Rev, 2012, (6): CD000567.

［70］ Du Y, Wang L, Shi H, et al.Comparison of clinical effect of dopamine and norepinephrine in the treatment of septic shock.Pak J Pharm Sci,2015,28(4 Suppl):1461-1464.

［71］ De Backer D, Biston P, Devriendt J, et al.Comparison of dopamine and norepinephrine in the treatment of shock.N Engl J Med,2010,362(9):779-789.

［72］ Marik PE, Mohedin M.The contrasting effects of dopamine and norepinephrine on systemic and splanchnic oxygen utilization in hyperdynamic sepsis.JAMA,1994,272(17):1354-1357.

［73］ Martin C, Saux P, Eon B, et al.Septic shock:a goal-directed therapy using volume loading,dobutamine and/or norepinephrine.Acta Anaesthesiol Scand,1990,34(5):413-417.

［74］ Avni T, Lador A, Lev S, et al.Vasopressors for the Treatment of Septic Shock:Systematic Review and Meta-Analysis.PLoS One,2015,10(8):e0129305.

［75］ Rhodes A, Evans LE, Alhazzani W, et al.Surviving Sepsis Campaign:International Guidelines for Management of Sepsis and Septic Shock:2016.Intensive Care Med,2017,43(3):304-377.

［76］ Russell JA, Walley KR, Singer J, et al.Vasopressin versus norepinephrine infusion in patients with septic shock.N Engl J Med,2008,358(9):877-887.

［77］ Levy B, Bollaert PE, Charpentier C, et al.Comparison of norepinephrine and dobutamine to epinephrine for hemodynamics, lactate metabolism, and gastric tonometric variables in septic shock:a prospective, randomized study.Intensive Care Med,1997,23(3):282-287.

［78］ Annane D, Vignon P, Renault A, et al.Norepinephrine plus dobutamine versus epinephrine alone for management of septic shock:a randomised trial.Lancet,2007,370(9588):676-684.

［79］ Rich MW, Woods WL, Davila-Roman VG, et al.A randomized comparison of intravenous amrinone versus dobutamine in older patients with decompensated congestive heart failure.J Am Geriatr Soc,1995,43(3):271-274.

［80］ Patel MB, Kaplan IV, Patni RN, et al.Sustained improvement in flow-mediated vasodilation after short-term administration of dobutamine in patients with severe congestive heart failure.Circulation,1999,99(1):60-64.

［81］ O'Connor CM, Gattis WA, Uretsky BF, et al.Continuous intravenous dobutamine is associated with an increased risk of death in patients with advanced heart failure:insights from the Flolan International Randomized Survival Trial(FIRST).Am Heart J,1999,138(1 Pt 1):78-86.

［82］ Dellinger RP, Levy MM, Rhodes A, et al.Surviving sepsis campaign:international guidelines for management of severe sepsis and septic shock:2012.Critical care medicine,2013,41(2):580-637.

［83］ Mouncey PR, Osborn TM, Power GS, et al.Trial of early, goal-directed resuscitation for septic shock.N Engl J Med,2015,372(14):1301-1311.

［84］ Gutierrez G, Palizas F, Doglio G, et al.Gastric intramucosal pH as a therapeutic index of tissue oxygenation in critically ill patients.Lancet,1992,339(8787):195-199.

［85］ Vellinga NA, Boerma EC, Koopmans M, et al.International study on microcirculatory shock occurrence in acutely ill patients.Critical care medicine,2015,43(1):48-56.

［86］ Nisula S, Kaukonen KM, Vaara ST, et al.Incidence, risk factors and 90-day mortality of patients with acute kidney injury in Finnish intensive care units:the FINNAKI study.Intensive Care Med,2013,39(3):420-428.

［87］ Vincent JL, Nielsen ND, Shapiro NI, et al.Mean arterial pressure and mortality in patients with distributive shock:a retrospective analysis of the MIMIC-III database.Ann Intensive Care,2018,8(1):107.

［88］ Asfar P, Meziani F, Hamel JF, et al.High versus low blood-pressure target in patients with septic shock.N Engl J Med, 2014, 370 (17): 1583-1593.

［89］ Poukkanen M, Wilkman E, Vaara ST, et al.Hemodynamic variables and progression of acute kidney injury in critically ill patients with severe sepsis: data from the prospective observational FINNAKI study.Crit Care, 2013, 17 (6): R295.

［90］ Moman RN, Ostby SA, Akhoundi A, et al.Impact of individualized target mean arterial pressure for septic shock resuscitation on the incidence of acute kidney injury: a retrospective cohort study.Ann Intensive Care, 2018, 8 (1): 124.

［91］ Khanna AK.Defending a mean arterial pressure in the intensive care unit: Are we there yet? Ann Intensive Care, 2018, 8 (1): 116.

［92］ Macedo E, Bouchard J, Soroko SH, et al.Fluid accumulation, recognition and staging of acute kidney injury in critically-ill patients.Crit Care, 2010, 14 (3): R82.

［93］ Bellomo R, Prowle JR, Echeverri JE, et al.Fluid management in septic acute kidney injury and cardiorenal syndromes.Contrib Nephrol, 2010, 165: 206-218.

［94］ Boyd JH, Forbes J, Nakada TA, et al.Fluid resuscitation in septic shock: a positive fluid balance and elevated central venous pressure are associated with increased mortality.Critical care medicine, 2011, 39 (2): 259-265.

［95］ Jansen TC, van Bommel J, Schoonderbeek FJ, et al.Early lactate-guided therapy in intensive care unit patients: a multicenter, open-label, randomized controlled trial.American journal of respiratory and critical care medicine, 2010, 182 (6): 752-761.

［96］ Jones AE, Shapiro NI, Trzeciak S, et al.Lactate clearance vs central venous oxygen saturation as goals of early sepsis therapy: a randomized clinical trial.JAMA, 2010, 303 (8): 739-746.

［97］ Zhang Z, Xu X.Lactate clearance is a useful biomarker for the prediction of all-cause mortality in critically ill patients: a systematic review and meta-analysis.Crit Care Med, 2014, 42 (9): 2118-2125.

［98］ Vidan MT, Sanchez E, Fernandez-Aviles F, et al.FRAIL-HF, a study to evaluate the clinical complexity of heart failure in nondependent older patients: rationale, methods and baseline characteristics.Clin Cardiol, 2014, 37 (12): 725-732.

［99］ Jia Q, Wang YR, He P, et al.Prediction model of in-hospital mortality in elderly patients with acute heart failure based on retrospective study.Journal of geriatric cardiology: JGC, 2017, 14 (11): 669-678.

［100］ Ponikowski P, Jankowska EA.Pathogenesis and clinical presentation of acute heart failure.Rev Esp Cardiol (Engl Ed), 2015, 68 (4): 331-337.

［101］ Ueda T, Kawakami R, Horii M, et al.Noncardiovascular death, especially infection, is a significant cause of death in elderly patients with acutely decompensated heart failure.J Card Fail, 2014, 20 (3): 174-180.

［102］ Liu BH, Li YG, Liu JX, et al.Assessing inflammation in Chinese subjects with subtypes of heart failure: an observational study of the Chinese PLA Hospital Heart Failure Registry.Journal of geriatric cardiology: JGC, 2019, 16 (4): 313-319.

［103］ Wang CS, FitzGerald JM, Schulzer M, et al.Does this dyspneic patient in the emergency department have congestive heart failure? JAMA, 2005, 294 (15): 1944-1956.

［104］ Martindale JL, Wakai A, Collins SP, et al.Diagnosing Acute Heart Failure in the Emergency Department: A Systematic Review and Meta-analysis.Acad Emerg Med, 2016, 23 (3): 223-242.

［105］ Kelder JC,Cowie MR,McDonagh TA,et al.Quantifying the added value of BNP in suspected heart failure in general practice：an individual patient data meta-analysis.Heart,2011,97(12)：959-963.

［106］ Kelly JP,Mentz RJ,Mebazaa A,et al.Patient selection in heart failure with preserved ejection fraction clinical trials.Journal of the American College of Cardiology,2015,65(16)：1668-1682.

［107］ Su Q,Liu H,Zhang X,et al.Diagnostic values of NT-proBNP in acute dyspnea among elderly patients.Int J Clin Exp Pathol,2015,8(10)：13471-13476.

［108］ Shah MR,Califf RM,Nohria A,et al.The STARBRITE trial：a randomized,pilot study of B-type natriuretic peptide-guided therapy in patients with advanced heart failure.J Card Fail,2011,17(8)：613-621.

［109］ Shah RV,Truong QA,Gaggin HK,et al.Mid-regional pro-atrial natriuretic peptide and pro-adrenomedullin testing for the diagnostic and prognostic evaluation of patients with acute dyspnoea.Eur Heart J,2012,33(17)：2197-2205.

［110］ Ibrahim NE,Januzzi JL,Jr.The Future of Biomarker-Guided Therapy for Heart Failure After the Guiding Evidence-Based Therapy Using Biomarker Intensified Treatment in Heart Failure(GUIDE-IT)Study.Curr Heart Fail Rep,2018,15(2)：37-43.

［111］ Mukherjee JT,Beshansky JR,Ruthazer R,et al.In-hospital measurement of left ventricular ejection fraction and one-year outcomes in acute coronary syndromes：results from the IMMEDIATE Trial. Cardiovasc Ultrasound,2016,14(1)：29.

［112］ Milzman D,Napoli A,Hogan C,et al.Thoracic impedance vs chest radiograph to diagnose acute pulmonary edema in the ED.The American journal of emergency medicine,2009,27(7)：770-775.

［113］ He KL,Burkhoff D,Leng WX,et al.Comparison of ventricular structure and function in Chinese patients with heart failure and ejection fractions >55%versus 40%to 55%versus <40%.The American journal of cardiology,2009,103(6)：845-851.

［114］ Mantuani D,Frazee BW,Fahimi J,et al.Point-of-Care Multi-Organ Ultrasound Improves Diagnostic Accuracy in Adults Presenting to the Emergency Department with Acute Dyspnea.West J Emerg Med, 2016,17(1)：46-53.

［115］ Karamichalakis N,Letsas KP,Vlachos K,et al.Managing atrial fibrillation in the very elderly patient： challenges and solutions.Vasc Health Risk Manag,2015,11 ：555-562.

［116］ 中华医学会心血管病学分会心力衰竭学组,中国医师协会心力衰竭专业委员会中华心血管病杂志编辑委员会 . 中国心力衰竭诊断和治疗指南 2018. 中华心血管病杂志,2018,46(10)：760-789.

［117］ 中国医师协会急诊医师分会,中国心胸血管麻醉学会急救与复苏分会 . 中国急性心力衰竭急诊临床实践指南(2017). 中华急诊医学杂志,2017,26(12)：1347-1357.

［118］ Abramov D,He KL,Wang J,et al.The impact of extra cardiac comorbidities on pressure volume relations in heart failure and preserved ejection fraction.Journal of cardiac failure,2011,17(7)：547-555.

［119］ Wang J,Tan GJ,Han LN,et al.Novel biomarkers for cardiovascular risk prediction.Journal of geriatric cardiology：JGC,2017,14(2)：135-150.

［120］ Kiernan MS,Stevens SR,Tang WHW,et al.Determinants of Diuretic Responsiveness and Associated Outcomes During Acute Heart Failure Hospitalization：An Analysis From the NHLBI Heart Failure Network Clinical Trials.J Card Fail,2018,24(7)：428-438.

［121］ Pellicori P,Cleland JG,Zhang J,et al.Cardiac Dysfunction,Congestion and Loop Diuretics：their Relationship to Prognosis in Heart Failure.Cardiovasc Drugs Ther,2016,30(6)：599-609.

［122］ Palazzuoli A，Testani JM，Ruocco G，et al.Different diuretic dose and response in acute decompensated heart failure：Clinical characteristics and prognostic significance.Int J Cardiol，2016，224：213-219.

［123］ Wu MY，Chang NC，Su CL，et al.Loop diuretic strategies in patients with acute decompensated heart failure：a meta-analysis of randomized controlled trials.Journal of critical care，2014，29（1）：2-9.

［124］ Dormans TP，Gerlag PG.Combination of high-dose furosemide and hydrochlorothiazide in the treatment of refractory congestive heart failure.Eur Heart J，1996，17（12）：1867-1874.

［125］ Trullas JC，Morales-Rull JL，Casado J，et al.Rationale and Design of the"Safety and Efficacy of the Combination of Loop with Thiazide-type Diuretics in Patients with Decompensated Heart Failure (CLOROTIC)Trial："A Double-Blind，Randomized，Placebo-Controlled Study to Determine the Effect of Combined Diuretic Therapy（Loop Diuretics With Thiazide-Type Diuretics)Among Patients With Decompensated Heart Failure.J Card Fail，2016，22（7）：529-536.

［126］ Chen HY，Chou KJ，Fang HC，et al.Effect of ultrafiltration versus intravenous furosemide for decompensated heart failure in cardiorenal syndrome：a systematic review with meta-analysis of randomized controlled trials.Nephron，2015，129（3）：189-196.

［127］ Bart BA，Boyle A，Bank AJ，et al.Ultrafiltration versus usual care for hospitalized patients with heart failure：the Relief for Acutely Fluid-Overloaded Patients With Decompensated Congestive Heart Failure （RAPID-CHF)trial.Journal of the American College of Cardiology，2005，46（11）：2043-2046.

［128］ Teo LY，Lim CP，Neo CL，et al.Ultrafiltration in patients with decompensated heart failure and diuretic resistance：an Asian centre's experience.Singapore Med J，2016，57（7）：378-383.

［129］ Inomata T，Ikeda Y，Kida K，et al.Effects of Additive Tolvaptan vs.Increased Furosemide on Heart Failure With Diuretic Resistance and Renal Impairment-Results From the K-STAR Study.Circ J，2017，82（1）：159-167.

［130］ Kimura K，Momose T，Hasegawa T，et al.Early administration of tolvaptan preserves renal function in elderly patients with acute decompensated heart failure.J Cardiol，2016，67（5）：399-405.

［131］ 祖晓麟，曾玉杰，张锋，等.重组人脑钠肽对老年急性心肌梗死行急诊介入术后并发急性左心衰竭患者预后的影响.中国医药，2018，（08）：1141-1144.

［132］ 吴志俊，刘艳，金玮，等.重组人脑钠肽对不同病因导致急性心力衰竭的疗效比较.内科理论与实践，2012，（05）：352-355.

［133］ Levy PD，Laribi S，Mebazaa A.Vasodilators in Acute Heart Failure：Review of the Latest Studies.Curr Emerg Hosp Med Rep，2014，2（2）：126-132.

［134］ Piper S，McDonagh T.The role of intravenous vasodilators in acute heart failure management.European journal of heart failure，2014，16（8）：827-834.

［135］ Follath F，Cleland JG，Just H，et al.Investigators of the Levosimendan Infusion versus Dobutamine S.Efficacy and safety of intravenous levosimendan compared with dobutamine in severe low-output heart failure（the LIDO study)：a randomised double-blind trial.Lancet，2002，360（9328）：196-202.

［136］ Xu CX，Li L，Gong SJ，et al.The effects of levosimendan on the cardiac function and prognosis in elderly patients with septic shock and myocardial contractility impairment.Zhonghua Nei Ke Za Zhi，2018，57（6）：423-428.

［137］ Sethi NJ，Nielsen EE，Safi S，et al.Digoxin for atrial fibrillation and atrial flutter：A systematic review with meta-analysis and trial sequential analysis of randomised clinical trials.PLoS One，2018，13（3）：e0193924.

［138］ Walkey AJ，Evans SR，Winter MR，et al.Practice Patterns and Outcomes of Treatments for Atrial Fibrillation During Sepsis：A Propensity-Matched Cohort Study.Chest，2016，149（1）：74-83.

［139］ Lip GY，Gibbs CR.Antiplatelet agents versus control or anticoagulation for heart failure in sinus rhythm. Cochrane Database Syst Rev，2001，（4）：CD003333.

［140］ Dokainish H，Rajaram M，Prabhakaran D，et al.Incremental value of left ventricular systolic and diastolic function to determine outcome in patients with acute ST-segment elevation myocardial infarction：the echocardiographic substudy of the OASIS-6 trial.Echocardiography，2014，31（5）：569-578.

［141］ Gheorghiade M，Vaduganathan M，Fonarow GC，et al.Anticoagulation in heart failure：current status and future direction.Heart Fail Rev，2013，18（6）：797-813.

［142］ Thiele H，Zeymer U，Neumann FJ，et al.Intraaortic balloon support for myocardial infarction with cardiogenic shock.N Engl J Med，2012，367（14）：1287-1296.

［143］ Guglin M，Zucker MJ，Bazan VM，et al.Venoarterial ECMO for Adults：JACC Scientific Expert Panel. Journal of the American College of Cardiology，2019，73（6）：698-716.

［144］ Ma P，Zhang Z，Song T，et al.Combining ECMO with IABP for the treatment of critically Ill adult heart failure patients.Heart Lung Circ，2014，23（4）：363-368.

［145］ Chung M，Zhao Y，Strom JB，et al.Extracorporeal Membrane Oxygenation Use in Cardiogenic Shock： Impact of Age on In-Hospital Mortality，Length of Stay，and Costs.Critical care medicine，2019，47（3）： e214-e221.

［146］ Andres E，Villalba NL，Zulfiqar AA，et al.State of Art of Idiosyncratic Drug-Induced Neutropenia or Agranulocytosis，with a Focus on Biotherapies.J Clin Med，2019，8（9）.

［147］ Mebazaa A，Yilmaz MB，Levy P，et al.Recommendations on pre-hospital&early hospital management of acute heart failure：a consensus paper from the Heart Failure Association of the European Society of Cardiology，the European Society of Emergency Medicine and the Society of Academic Emergency Medicine.European journal of heart failure，2015，17（6）：544-558.

［148］ Masip J.Noninvasive Ventilation in Acute Heart Failure.Curr Heart Fail Rep，2019，16（4）：89-97.

［149］ Luo J，Wang MY，Zhu H，et al.Can non-invasive positive pressure ventilation prevent endotracheal intubation in acute lung injury/acute respiratory distress syndrome?A meta-analysis.Respirology，2014，19（8）：1149-1157.

［150］ Nava S，Schreiber A，Domenighetti G.Noninvasive ventilation for patients with acute lung injury or acute respiratory distress syndrome.Respiratory care，2011，56（10）：1583-1588.

［151］ Ediboglu O，Ataman S，Kirakli C.Characteristics of influenza pneumonia patients admitted to the ICU due to hypoxemic respiratory failure.Tuberkuloz ve toraks，2018，66（1）：52-56.

［152］ Bajaj A，Kumar S，Inamdar AH，et al.Noninvasive ventilation in acute hypoxic respiratory failure in medical intensive care unit：A study in rural medical college.International journal of critical illness and injury science，2019，9（1）：36-42.

［153］ Matthay MA，Ware LB，Zimmerman GA.The acute respiratory distress syndrome.The Journal of clinical investigation，2012，122（8）：2731-2740.

［154］ 中华医学会呼吸病学分会呼吸危重症医学学组.急性呼吸窘迫综合征患者机械通气指南（试行）.中华医学杂志，2016，96（6）：404-424.

［155］ Putensen C，Theuerkauf N，Zinserling J，et al.Meta-analysis：ventilation strategies and outcomes of the acute respiratory distress syndrome and acute lung injury.Ann Intern Med，2009，151（8）：566-576.

［156］ Burns KE，Adhikari NK，Slutsky AS，et al.Pressure and volume limited ventilation for the ventilatory management of patients with acute lung injury：a systematic review and meta-analysis.PLoS One，2011，6（1）：e14623.

［157］ Griffiths MJD，McAuley DF，Perkins GD，et al.Guidelines on the management of acute respiratory distress syndrome.BMJ open respiratory research，2019，6（1）：e000420.

［158］ Hashimoto S，Sanui M，Egi M，et al.The clinical practice guideline for the management of ARDS in Japan. Journal of intensive care，2017，5：50.

［159］ Briel M，Meade M，Mercat A，et al.Higher vs lower positive end-expiratory pressure in patients with acute lung injury and acute respiratory distress syndrome：systematic review and meta-analysis.JAMA，2010，303（9）：865-873.

［160］ 俞森洋.严重急性呼吸窘迫综合征的挽救性治疗.中国呼吸与危重监护杂志，2011，10（5）：417-420.

［161］ Guerin C，Reignier J，Richard JC，et al.Prone positioning in severe acute respiratory distress syndrome.N Engl J Med，2013，368（23）：2159-2168.

［162］ Borges JB，Okamoto VN，Matos GF，et al.Reversibility of lung collapse and hypoxemia in early acute respiratory distress syndrome.American journal of respiratory and critical care medicine，2006，174（3）：268-278.

［163］ Suzumura EA，Figueiro M，Normilio-Silva K，et al.Effects of alveolar recruitment maneuvers on clinical outcomes in patients with acute respiratory distress syndrome：a systematic review and meta-analysis. Intensive Care Med，2014，40（9）：1227-1240.

［164］ Writing Group for the Alveolar Recruitment for Acute Respiratory Distress Syndrome Trial I，Cavalcanti AB，Suzumura EA，et al.Effect of Lung Recruitment and Titrated Positive End-Expiratory Pressure （PEEP）vs Low PEEP on Mortality in Patients With Acute Respiratory Distress Syndrome：A Randomized Clinical Trial.JAMA，2017，318（14）：1335-1345.

［165］ Matthay MA，Zemans RL，Zimmerman GA，et al.Acute respiratory distress syndrome.Nature reviews Disease primers，2019，5（1）：18.

［166］ Combes A，Brodie D，Bartlett R，et al.Position paper for the organization of extracorporeal membrane oxygenation programs for acute respiratory failure in adult patients.American journal of respiratory and critical care medicine，2014，190（5）：488-496.

［167］ Combes A，Hajage D，Capellier G，et al.Extracorporeal Membrane Oxygenation for Severe Acute Respiratory Distress Syndrome.N Engl J Med，2018，378（21）：1965-1975.

［168］ Derdak S，Mehta S，Stewart TE，et al.High-frequency oscillatory ventilation for acute respiratory distress syndrome in adults：a randomized，controlled trial.American journal of respiratory and critical care medicine，2002，166（6）：801-808.

［169］ Bollen CW，van Well GT，Sherry T，et al.High frequency oscillatory ventilation compared with conventional mechanical ventilation in adult respiratory distress syndrome：a randomized controlled trial ［ISRCTN24242669］.Crit Care，2005，9（4）：R430-439.

［170］ Mentzelopoulos SD，Malachias S，Zintzaras E，et al.Intermittent recruitment with high-frequency oscillation/tracheal gas insufflation in acute respiratory distress syndrome.The European respiratory journal，2012，39（3）：635-647.

［171］ Young D，Lamb SE，Shah S，et al.High-frequency oscillation for acute respiratory distress syndrome.N Engl J Med，2013，368（9）：806-813.

［172］Ferguson ND, Cook DJ, Guyatt GH, et al.High-frequency oscillation in early acute respiratory distress syndrome.N Engl J Med, 2013, 368 (9): 795-805.

［173］Guervilly C, Forel JM, Hraiech S, et al.Right ventricular function during high-frequency oscillatory ventilation in adults with acute respiratory distress syndrome.Critical care medicine, 2012, 40 (5): 1539-1545.

［174］Mekontso Dessap A, Boissier F, Charron C, et al.Acute cor pulmonale during protective ventilation for acute respiratory distress syndrome: prevalence, predictors, and clinical impact.Intensive Care Med, 2016, 42 (5): 862-870.

［175］Brochard L, Slutsky A, Pesenti A.Mechanical Ventilation to Minimize Progression of Lung Injury in Acute Respiratory Failure.American journal of respiratory and critical care medicine, 2017, 195 (4): 438-442.

［176］Beitler JR, Sands SA, Loring SH, et al.Quantifying unintended exposure to high tidal volumes from breath stacking dyssynchrony in ARDS: the BREATHE criteria.Intensive Care Med, 2016, 42 (9): 1427-1436.

［177］Papazian L, Forel JM, Gacouin A, et al.Neuromuscular blockers in early acute respiratory distress syndrome.N Engl J Med, 2010, 363 (12): 1107-1116.

［178］National Heart L, Blood Institute Acute Respiratory Distress Syndrome Clinical Trials N, Wiedemann HP, et al.Comparison of two fluid-management strategies in acute lung injury.N Engl J Med, 2006, 354 (24): 2564-2575.

［179］Grissom CK, Hirshberg EL, Dickerson JB, et al.Fluid management with a simplified conservative protocol for the acute respiratory distress syndrome.Critical care medicine, 2015, 43 (2): 288-295.

［180］Etminan M, Jafari S, Carleton B, et al.Beta-blocker use and COPD mortality: a systematic review and meta-analysis.BMC Pulm Med, 2012, 12 : 48.

［181］Dong YH, Alcusky M, Maio V, et al.Evidence of potential bias in a comparison of beta blockers and calcium channel blockers in patients with chronic obstructive pulmonary disease and acute coronary syndrome: results of a multinational study.BMJ Open, 2017, 7 (3): e012997.

［182］Short PM, Lipworth SI, Elder DH, et al.Effect of beta blockers in treatment of chronic obstructive pulmonary disease: a retrospective cohort study.BMJ, 2011, 342 : d2549.

［183］van der Jagt M, Miranda DR.Beta-blockers in intensive care medicine: potential benefit in acute brain injury and acute respiratory distress syndrome.Recent Pat Cardiovasc Drug Discov, 2012, 7 (2): 141-151.

［184］Scrutinio D, Guida P, Passantino A, et al.Acutely decompensated heart failure with chronic obstructive pulmonary disease: Clinical characteristics and long-term survival.Eur J Intern Med, 2019, 60 : 31-38.

［185］Allen JM, Feild C, Shoulders BR, Voils SA.Recent Updates in the Pharmacological Management of Sepsis and Septic Shock: A Systematic Review Focused on Fluid Resuscitation, Vasopressors, and Corticosteroids.Ann Pharmacother, 2019, 53 (4): 385-395.

［186］Annane D, Bellissant E, Bollaert PE, et al.Corticosteroids in the treatment of severe sepsis and septic shock in adults: a systematic review.JAMA, 2009, 301 (22): 2362-2375.

［187］Briegel J, Forst H, Haller M, et al.Stress doses of hydrocortisone reverse hyperdynamic septic shock: a prospective, randomized, double-blind, single-center study.Critical care medicine, 1999, 27 (4): 723-732.

［188］Bollaert PE, Charpentier C, Levy B, et al.Reversal of late septic shock with supraphysiologic doses of hydrocortisone.Critical care medicine, 1998, 26 (4): 645-650.

［189］Meduri GU, Golden E, Freire AX, et al.Methylprednisolone infusion in early severe ARDS: results of a randomized controlled trial.Chest, 2007, 131 (4): 954-963.

［190］Meduri GU,Bridges L,Shih MC,et al.Prolonged glucocorticoid treatment is associated with improved ARDS outcomes:analysis of individual patients'data from four randomized trials and trial-level meta-analysis of the updated literature.Intensive Care Med,2016,42(5):829-840.

［191］Tang BM,Craig JC,Eslick GD,et al.Use of corticosteroids in acute lung injury and acute respiratory distress syndrome:a systematic review and meta-analysis.Critical care medicine,2009,37(5):1594-1603.

［192］Windisch W,Geiseler J,Simon K,et al.German National Guideline for Treating Chronic Respiratory Failure with Invasive and Non-Invasive Ventilation-Revised Edition 2017:Part 2.Respiration; international review of thoracic diseases,2018,96(2):171-203.

［193］Elkins MR,Robinson M,Rose BR,et al.A controlled trial of long-term inhaled hypertonic saline in patients with cystic fibrosis.N Engl J Med,2006,354(3):229-240.

［194］Schonhofer B,Geiseler J,Dellweg D,et al.Prolonged weaning:S2k-guideline published by the German Respiratory Society.Pneumologie,2014,68(1):19-75.

［195］Chakravorty I,Chahal K,Austin G.A pilot study of the impact of high-frequency chest wall oscillation in chronic obstructive pulmonary disease patients with mucus hypersecretion.International journal of chronic obstructive pulmonary disease,2011,6:693-699.

［196］Suri P,Burns SP,Bach JR.Pneumothorax associated with mechanical insufflation-exsufflation and related factors.American journal of physical medicine&rehabilitation,2008,87(11):951-955.

［197］Prevention of nosocomial ventilator-associated pneumonia.The Commission for Hospital Hygiene and Infection Prevention(KRINKO)at the Robert Koch Institute.Bundesgesundheitsblatt, Gesundheitsforschung,Gesundheitsschutz,2013,56(11):1578-1590.

［198］Bellomo R,Ronco C,Kellum JA,et al.Acute renal failure-definition,outcome measures,animal models, fluid therapy and information technology needs:the Second International Consensus Conference of the Acute Dialysis Quality Initiative(ADQI)Group.Crit Care,2004,8(4):R204-212.

［199］Mehta RL,Kellum JA,Shah SV,et al.Acute Kidney Injury Network:report of an initiative to improve outcomes in acute kidney injury.Crit Care,2007,11(2):R31.

［200］Summary of Recommendation Statements.Kidney Int Suppl(2011),2012,2(1):8-12.

［201］Luo X,Jiang L,Du B,et al.A comparison of different diagnostic criteria of acute kidney injury in critically ill patients.Crit Care,2014,18(4):R144.

［202］Li Z,Cai L,Liang X,Du Z,et al.Identification and predicting short-term prognosis of early cardiorenal syndrome type 1:KDIGO is superior to RIFLE or AKIN.PLoS One,2014,9(12):e114369.

［203］Pereira M,Rodrigues N,Godinho I,et al.Acute kidney injury in patients with severe sepsis or septic shock:a comparison between the'Risk,Injury,Failure,Loss of kidney function,End-stage kidney disease' (RIFLE),Acute Kidney Injury Network(AKIN)and Kidney Disease:Improving Global Outcomes (KDIGO)classifications.Clin Kidney J,2017,10(3):332-340.

［204］Li Q,Zhao M,Wang X.AKI in the very elderly patients without preexisting chronic kidney disease:a comparison of 48-hour window and 7-day window for diagnosing AKI using the KDIGO criteria.Clin Interv Aging,2018,13:1151-1160.

［205］Flamant M,Haymann JP,Vidal-Petiot E,et al.GFR estimation using the Cockcroft-Gault,MDRD study, and CKD-EPI equations in the elderly.Am J Kidney Dis,2012,60(5):847-849.

［206］Inker LA,Schmid CH,Tighiouart H,et al.Estimating glomerular filtration rate from serum creatinine and cystatin C.N Engl J Med,2012,367(1):20-29.

［207］ Schaeffner ES,Ebert N,Delanaye P,et al.Two novel equations to estimate kidney function in persons aged 70 years or older.Ann Intern Med,2012,157(7):471-481.

［208］ Fan L,Levey AS,Gudnason V,Eiriksdottir G,et al.Comparing GFR Estimating Equations Using Cystatin C and Creatinine in Elderly Individuals.J Am Soc Nephrol,2015,26(8):1982-1989.

［209］ Zhu Y,Ye X,Zhu B,et al.Comparisons between the 2012 new CKD-EPI(Chronic Kidney Disease Epidemiology Collaboration)equations and other four approved equations.PLoS One,2014,9(1):e84688.

［210］ Koeze J,Keus F,Dieperink W,et al.Incidence,timing and outcome of AKI in critically ill patients varies with the definition used and the addition of urine output criteria.BMC Nephrol,2017,18(1):70.

［211］ Chertow GM,Burdick E,Honour M,et al.Acute kidney injury,mortality,length of stay,and costs in hospitalized patients.J Am Soc Nephrol,2005,16(11):3365-3370.

［212］ Kane-Gill SL,Sileanu FE,Murugan R,et al.Risk factors for acute kidney injury in older adults with critical illness:a retrospective cohort study.Am J Kidney Dis,2015,65(6):860-869.

［213］ Wen J,Cheng Q,Zhao J,et al.Hospital-acquired acute kidney injury in Chinese very elderly persons.J Nephrol,2013,26(3):572-579.

［214］ Chaumont M,Pourcelet A,van Nuffelen M,et al.Acute Kidney Injury in Elderly Patients With Chronic Kidney Disease:Do Angiotensin-Converting Enzyme Inhibitors Carry a Risk?J Clin Hypertens (Greenwich),2016,18(6):514-521.

［215］ Suh SH,Kim CS,Choi JS,et al.Acute kidney injury in patients with sepsis and septic shock:risk factors and clinical outcomes.Yonsei Med J,2013,54(4):965-972.

［216］ Skarupskiene I,Balciuviene V,Ziginskiene E,et al.Changes of etiology,incidence and outcomes of severe acute kidney injury during a 12-year period(2001-2012)in large university hospital.Nephrol Ther,2016, 12(6):448-453.

［217］ Bagshaw SM,Webb SA,Delaney A,et al.Very old patients admitted to intensive care in Australia and New Zealand:a multi-centre cohort analysis.Crit Care,2009,13(2):R45.

［218］ Cantarovich F,Rangoonwala B,Lorenz H,et al.High-dose furosemide for established ARF:a prospective, randomized,double-blind,placebo-controlled,multicenter trial.Am J Kidney Dis,2004,44(3):402-409.

［219］ van der Voort PH,Boerma EC,Koopmans M,et al.Furosemide does not improve renal recovery after hemofiltration for acute renal failure in critically ill patients:a double blind randomized controlled trial. Critical care medicine,2009,37(2):533-538.

［220］ Lee SJ,Kim CW,Lee MK,et al.Effect of high-dose furosemide on the prognosis of critically ill patients. Journal of critical care,2017,41 :36-41.

［221］ Bagshaw SM,Gibney RTN,Kruger P,Hassan I,McAlister FA,Bellomo R.The effect of low-dose furosemide in critically ill patients with early acute kidney injury:A pilot randomized blinded controlled trial(the SPARK study).Journal of critical care,2017,42 :138-146.

［222］ Ho KM,Sheridan DJ.Meta-analysis of frusemide to prevent or treat acute renal failure.BMJ,2006,333 (7565):420.

［223］ Lassnigg A,Donner E,Grubhofer G,et al.Lack of renoprotective effects of dopamine and furosemide during cardiac surgery.J Am Soc Nephrol,2000,11(1):97-104.

［224］ Friedrich JO,Adhikari N,Herridge MS,et al.Meta-analysis:low-dose dopamine increases urine output but does not prevent renal dysfunction or death.Ann Intern Med,2005,142(7):510-524.

［225］ Yokota LG,Sampaio BM,Rocha EP,et al.Acute kidney injury in elderly patients:narrative review on incidence,risk factors,and mortality.Int J Nephrol Renovasc Dis,2018,11 :217-224.

［226］（UK）NCGC.Acute Kidney Injury:Prevention,Detection and Management Up to the Point of Renal Replacement Therapy.Acute Kidney Injury:Prevention,Detection and Management Up to the Point of Renal Replacement Therapy.London,2013.

［227］Gaudry S,Hajage D,Schortgen F,et al.Initiation Strategies for Renal-Replacement Therapy in the Intensive Care Unit.N Engl J Med,2016,375(2):122-133.

［228］Zarbock A,Kellum JA,Schmidt C,et al.Effect of Early vs Delayed Initiation of Renal Replacement Therapy on Mortality in Critically Ill Patients With Acute Kidney Injury:The ELAIN Randomized Clinical Trial.JAMA,2016,315(20):2190-2199.

［229］Smith OM,Wald R,Adhikari NK,et al.Standard versus accelerated initiation of renal replacement therapy in acute kidney injury(STARRT-AKI):study protocol for a randomized controlled trial.Trials,2013,14 :320.

［230］Barbar SD,Clere-Jehl R,Bourredjem A,et al.Timing of Renal-Replacement Therapy in Patients with Acute Kidney Injury and Sepsis.N Engl J Med,2018,379(15):1431-1442.

［231］Lai TS,Shiao CC,Wang JJ,et al.Earlier versus later initiation of renal replacement therapy among critically ill patients with acute kidney injury:a systematic review and meta-analysis of randomized controlled trials.Ann Intensive Care,2017,7(1):38.

［232］Nusshag C,Weigand MA,Zeier M,et al.Issues of Acute Kidney Injury Staging and Management in Sepsis and Critical Illness:A Narrative Review.Int J Mol Sci,2017,18(7).

［233］Christiansen S,Christensen S,Pedersen L,et al.Timing of renal replacement therapy and long-term risk of chronic kidney disease and death in intensive care patients with acute kidney injury.Crit Care,2017,21(1):326.

［234］Meersch M,Kullmar M,Schmidt C,et al.Long-Term Clinical Outcomes after Early Initiation of RRT in Critically Ill Patients with AKI.J Am Soc Nephrol,2018,29(3):1011-1019.

［235］Doi K,Nishida O,Shigematsu T,et al.The Japanese clinical practice guideline for acute kidney injury 2016.Clin Exp Nephrol,2018,22(5):985-1045.

［236］Zhang L,Yang J,Eastwood GM,et al.Extended Daily Dialysis Versus Continuous Renal Replacement Therapy for Acute Kidney Injury:A Meta-analysis.Am J Kidney Dis,2015,66(2):322-330.

［237］Marshall MR,Creamer JM,Foster M,et al.Mortality rate comparison after switching from continuous to prolonged intermittent renal replacement for acute kidney injury in three intensive care units from different countries.Nephrol Dial Transplant,2011,26(7):2169-2175.

［238］Edrees F,Li T,Vijayan A.Prolonged Intermittent Renal Replacement Therapy.Adv Chronic Kidney Dis, 2016,23(3):195-202.

［239］Lins RL,Elseviers MM,Van der Niepen P,et al.Intermittent versus continuous renal replacement therapy for acute kidney injury patients admitted to the intensive care unit:results of a randomized clinical trial. Nephrol Dial Transplant,2009,24(2):512-518.

［240］Olivero JJ.Continuous Venous-Venous-Hemodialysis versus Intermittent-Hemodialysis in Critically Ill Patients.Methodist Debakey Cardiovasc J,2018,14(2):153-155.

［241］Macedo E,Mehta RL.Continuous Dialysis Therapies:Core Curriculum 2016.Am J Kidney Dis,2016,68 (4):645-657.

［242］Schneider AG,Bellomo R,Bagshaw SM,et al.Choice of renal replacement therapy modality and dialysis dependence after acute kidney injury：a systematic review and meta-analysis.Intensive Care Med,2013,39(6)：987-997.

［243］Jun M,Heerspink HJ,Ninomiya T,et al.Intensities of renal replacement therapy in acute kidney injury：a systematic review and meta-analysis.Clin J Am Soc Nephrol,2010,5(6)：956-963.

［244］Li P,Qu LP,Qi D,et al.High-dose versus low-dose haemofiltration for the treatment of critically ill patients with acute kidney injury：an updated systematic review and meta-analysis.BMJ Open,2017,7(10)：e014171.

［245］Joannes-Boyau O,Honore PM,Perez P,et al.High-volume versus standard-volume haemofiltration for septic shock patients with acute kidney injury(IVOIRE study)：a multicentre randomized controlled trial.Intensive Care Med,2013,39(9)：1535-1546.

［246］Network VNARFT,Palevsky PM,Zhang JH,et al.Intensity of renal support in critically ill patients with acute kidney injury.N Engl J Med,2008,359(1)：7-20.

［247］Wang Y,Gallagher M,Li Q,et al.Renal replacement therapy intensity for acute kidney injury and recovery to dialysis independence：a systematic review and individual patient data meta-analysis.Nephrol Dial Transplant,2018,33(6)：1017-1024.

［248］Held PJ,Port FK,Wolfe RA,et al.The dose of hemodialysis and patient mortality.Kidney Int,1996,50(2)：550-556.

［249］Lim W,Cook DJ,Crowther MA.Safety and efficacy of low molecular weight heparins for hemodialysis in patients with end-stage renal failure：a meta-analysis of randomized trials.J Am Soc Nephrol,2004,15(12)：3192-3206.

［250］Seymour CW,Liu VX,Iwashyna TJ,et al.Assessment of Clinical Criteria for Sepsis：For the Third International Consensus Definitions for Sepsis and Septic Shock(Sepsis-3).JAMA,2016,315(8)：762-774.

［251］Bai M,Zhou M,He L,et al.Citrate versus heparin anticoagulation for continuous renal replacement therapy：an updated meta-analysis of RCTs.Intensive Care Med,2015,41(12)：2098-2110.

［252］Borg R,Ugboma D,Walker DM,et al.Evaluating the safety and efficacy of regional citrate compared to systemic heparin as anticoagulation for continuous renal replacement therapy in critically ill patients：A service evaluation following a change in practice.J Intensive Care Soc,2017,18(3)：184-192.

［253］Meersch M,Kullmar M,Wempe C,et al.Regional citrate versus systemic heparin anticoagulation for continuous renal replacement therapy in critically ill patients with acute kidney injury(RICH) trial：study protocol for a multicentre,randomised controlled trial.BMJ Open,2019,9(1)：e024411.

［254］Zhang W,Bai M,Yu Y,et al.Safety and efficacy of regional citrate anticoagulation for continuous renal replacement therapy in liver failure patients：a systematic review and meta-analysis.Crit Care,2019,23(1)：22.

［255］王今达,王宝恩.多脏器功能失常综合征(MODS)病情分期诊断及严重程度评分标准.中国危重病急救医学,1995,7(6)：346-347.

［256］Pironi L,Arends J,Baxter J,et al.ESPEN endorsed recommendations.Definition and classification of intestinal failure in adults.Clin Nutr,2015,34(2)：171-180.

［257］O'Keefe SJ,Buchman AL,Fishbein TM,et al.Short bowel syndrome and intestinal failure：consensus definitions and overview.Clin Gastroenterol Hepatol,2006,4(1)：6-10.

［258］Lal S,Teubner A,Shaffer JL.Review article：intestinal failure.Aliment Pharmacol Ther,2006,24(1)：

19-31.

［259］Reintam Blaser A, Malbrain ML, Starkopf J, et al.Gastrointestinal function in intensive care patients：terminology, definitions and management.Recommendations of the ESICM Working Group on Abdominal Problems.Intensive Care Med, 2012, 38（3）：384-394.

［260］Hu B, Sun R, Wu A, et al.Severity of acute gastrointestinal injury grade is a predictor of all-cause mortality in critically ill patients：a multicenter, prospective, observational study.Crit Care, 2017, 21（1）：188.

［261］黎介寿.肠衰竭概念、营养支持与肠黏膜屏障维护.肠外与肠内营养, 2004, 11（2）：65-67.

［262］万军, 刘丽萍.老年共病安全用药.北京：科学出版社, 2017.

［263］Alhazzani W, Alshamsi F, Belley-Cote E, et al.Efficacy and safety of stress ulcer prophylaxis in critically ill patients：a network meta-analysis of randomized trials.Intensive Care Med, 2018, 44（1）：1-11.

［264］Barbateskovic M, Marker S, Granholm A, et al.Stress ulcer prophylaxis with proton pump inhibitors or histamin-2 receptor antagonists in adult intensive care patients：a systematic review with meta-analysis and trial sequential analysis.Intensive Care Med, 2019, 45（2）：143-158.

［265］Alshamsi F, Belley-Cote E, Cook D, et al.Efficacy and safety of proton pump inhibitors for stress ulcer prophylaxis in critically ill patients：a systematic review and meta-analysis of randomized trials.Crit Care, 2016, 20（1）：120.

［266］Krag M, Marker S, Perner A, et al.Pantoprazole in Patients at Risk for Gastrointestinal Bleeding in the ICU.N Engl J Med, 2018, 379（23）：2199-2208.

［267］Lau JY, Sung JJ, Lee KK, et al.Effect of intravenous omeprazole on recurrent bleeding after endoscopic treatment of bleeding peptic ulcers.N Engl J Med, 2000, 343（5）：310-316.

［268］Lau JY, Leung WK, Wu JC, et al.Omeprazole before endoscopy in patients with gastrointestinal bleeding. N Engl J Med, 2007, 356（16）：1631-1640.

［269］Cheng HC, Wu CT, Chang WL, et al.Double oral esomeprazole after a 3-day intravenous esomeprazole infusion reduces recurrent peptic ulcer bleeding in high-risk patients：a randomised controlled study.Gut, 2014, 63（12）：1864-1872.

［270］Tsoi KK, Hirai HW, Sung JJ.Meta-analysis：comparison of oral vs.intravenous proton pump inhibitors in patients with peptic ulcer bleeding.Aliment Pharmacol Ther, 2013, 38（7）：721-728.

［271］Johnson S, Louie TJ, Gerding DN, et al.Vancomycin, metronidazole, or tolevamer for Clostridium difficile infection：results from two multinational, randomized, controlled trials.Clin Infect Dis, 2014, 59（3）：345-354.

［272］Barker AK, Duster M, Valentine S, et al.A randomized controlled trial of probiotics for Clostridium difficile infection in adults（PICO）.J Antimicrob Chemother, 2017, 72（11）：3177-3180.

［273］Song HJ, Kim JY, Jung SA, et al.Effect of probiotic Lactobacillus（Lacidofil（R）cap）for the prevention of antibiotic-associated diarrhea：a prospective, randomized, double-blind, multicenter study.J Korean Med Sci, 2010, 25（12）：1784-1791.

［274］Carstensen JW, Chehri M, Schonning K, Rasmussen SC, Anhoj J, Godtfredsen NS, Andersen CO, Petersen AM.Use of prophylactic Saccharomyces boulardii to prevent Clostridium difficile infection in hospitalized patients：a controlled prospective intervention study.Eur J Clin Microbiol Infect Dis, 2018, 37（8）：1431-1439.

［275］Lenoir-Wijnkoop I, Nuijten MJ, Craig J, et al.Nutrition economic evaluation of a probiotic in the prevention of antibiotic-associated diarrhea.Front Pharmacol,2014,5:13.

［276］ Shen NT,Maw A,Tmanova LL,Pino A,et al.Timely Use of Probiotics in Hospitalized Adults Prevents Clostridium difficile Infection:A Systematic Review With Meta-Regression Analysis.Gastroenterology, 2017,152(8):1889-1900 e1889.

［277］ 中华医学会老年医学分会《中华老年医学杂志》编辑委员会.肠道微生态制剂老年人临床应用中国专家共识(2019).中华老年医学杂志,2019,38(4):355-361.

［278］ Dauby N.Risks of Saccharomyces boulardii-Containing Probiotics for the Prevention of Clostridium difficile Infection in the Elderly.Gastroenterology,2017,153(5):1450-1451.

［279］ European Association for the Study of the Liver.Electronic address eee,Clinical practice guidelines p, Wendon J,et al.EASL Clinical Practical Guidelines on the management of acute(fulminant)liver failure.J Hepatol,2017,66(5):1047-1081.

［280］ Lee WM,Stravitz RT,Larson AM.Introduction to the revised American Association for the Study of Liver Diseases Position Paper on acute liver failure 2011.Hepatology,2012,55(3):965-967.

［281］ Bernal W,Wendon J.Acute liver failure.N Engl J Med,2013,369(26):2525-2534.

［282］ 刘丽萍,万军.老年人安全用药速查.北京:人民军医出版社,2014.

［283］ Reuben A,Koch DG,Lee WM,et al.Drug-induced acute liver failure:results of a U.S.multicenter, prospective study.Hepatology,2010,52(6):2065-2076.

［284］ Vaquero J,Polson J,Chung C,et al.Infection and the progression of hepatic encephalopathy in acute liver failure.Gastroenterology,2003,125(3):755-764.

［285］ Clemmesen JO,Kondrup J,Ott P.Splanchnic and leg exchange of amino acids and ammonia in acute liver failure.Gastroenterology,2000,118(6):1131-1139.

［286］ Gluud LL,Dam G,Les I,et al.Branched-chain amino acids for people with hepatic encephalopathy. Cochrane Database Syst Rev,2017,5:CD001939.

［287］ Zhu GQ,Shi KQ,Huang S,et al.Systematic review with network meta-analysis:the comparative effectiveness and safety of interventions in patients with overt hepatic encephalopathy.Aliment Pharmacol Ther,2015,41(7):624-635.

［288］ Taylor FB,Jr.,Toh CH,et al.Towards definition,clinical and laboratory criteria,and a scoring system for disseminated intravascular coagulation.Thromb Haemost,2001,86(5):1327-1330.

［289］ Kobayashi N,Maekawa T,Takada M,et al.Criteria for diagnosis of DIC based on the analysis of clinical and laboratory findings in 345 DIC patients collected by the Research Committee on DIC in Japan.Bibl Haematol,1983,(49):265-275.

［290］ Gando S,Iba T,Eguchi Y,et al.A multicenter,prospective validation of disseminated intravascular coagulation diagnostic criteria for critically ill patients:comparing current criteria.Critical care medicine, 2006,34(3):625-631.

［291］ 中华医学会血液学分会血栓与止血学组.弥散性血管内凝血诊断中国专家共识(2017年版).中华血液学杂志,2017,38(5):361-363.

［292］ Hebert PC,Wells G,Blajchman MA,et al.A multicenter,randomized,controlled clinical trial of transfusion requirements in critical care.Transfusion Requirements in Critical Care Investigators, Canadian Critical Care Trials Group.N Engl J Med,1999,340(6):409-417.

［293］ Holst LB,Haase N,Wetterslev J,et al.Lower versus higher hemoglobin threshold for transfusion in septic shock.N Engl J Med,2014,371(15):1381-1391.

［294］ Corwin HL, Gettinger A, Fabian TC, et al.Efficacy and safety of epoetin alfa in critically ill patients.N Engl J Med, 2007, 357 (10): 965-976.

［295］ Wu Q, Ren J, Wu X, et al.Recombinant human thrombopoietin improves platelet counts and reduces platelet transfusion possibility among patients with severe sepsis and thrombocytopenia: a prospective study.Journal of critical care, 2014, 29 (3): 362-366.

［296］ Morici N, Cantoni S, Vallerio P, et al.Antiplatelet and Anticoagulation Treatment in Patients with Thrombocytopenia.Curr Pharm Des, 2017, 23 (9): 1354-1365.

［297］ 中华医学会血液学分会, 中国医师协会血液科医师分会 . 中国中性粒细胞缺乏伴发热患者抗菌药物临床应用指南 (2016 年版). 中华血液学杂志, 2017, 37 (5): 353-359.

［298］ Reilly JP, Anderson BJ, Hudock KM, et al.Neutropenic sepsis is associated with distinct clinical and biological characteristics: a cohort study of severe sepsis.Crit Care, 2016, 20 (1): 222.

［299］ Inouye SK, van Dyck CH, Alessi CA, et al.Clarifying confusion: the confusion assessment method.A new method for detection of delirium.Ann Intern Med, 1990, 113 (12): 941-948.

［300］ Trzepacz PT, Mittal D, Torres R, et al.Validation of the Delirium Rating Scale-revised-98 : comparison with the delirium rating scale and the cognitive test for delirium.J Neuropsychiatry Clin Neurosci, 2001, 13 (2): 229-242.

［301］ Breitbart W, Rosenfeld B, Roth A, et al.The Memorial Delirium Assessment Scale.J Pain Symptom Manage, 1997, 13 (3): 128-137.

［302］ Inouye SK, Kosar CM, Tommet D, et al.The CAM-S: development and validation of a new scoring system for delirium severity in 2 cohorts.Ann Intern Med, 2014, 160 (8): 526-533.

［303］ Inouye SK, Bogardus ST, Jr., et al.A multicomponent intervention to prevent delirium in hospitalized older patients.N Engl J Med, 1999, 340 (9): 669-676.

［304］ Martinez F, Tobar C, Hill N.Preventing delirium: should non-pharmacological, multicomponent interventions be used?A systematic review and meta-analysis of the literature.Age Ageing, 2015, 44 (2): 196-204.

［305］ Vidan MT, Sanchez E, Alonso M, et al.An intervention integrated into daily clinical practice reduces the incidence of delirium during hospitalization in elderly patients.J Am Geriatr Soc, 2009, 57 (11): 2029-2036.

［306］ Inouye SK, Bogardus ST, Jr., et al.The Hospital Elder Life Program: a model of care to prevent cognitive and functional decline in older hospitalized patients.Hospital Elder Life Program.J Am Geriatr Soc, 2000, 48 (12): 1697-1706.

［307］ Lundstrom M, Olofsson B, Stenvall M, et al.Postoperative delirium in old patients with femoral neck fracture: a randomized intervention study.Aging Clin Exp Res, 2007, 19 (3): 178-186.

［308］ Holt R, Young J, Heseltine D.Effectiveness of a multi-component intervention to reduce delirium incidence in elderly care wards.Age Ageing, 2013, 42 (6): 721-727.

［309］ Bjorkelund KB, Hommel A, Thorngren KG, et al.Reducing delirium in elderly patients with hip fracture: a multi-factorial intervention study.Acta Anaesthesiol Scand, 2010, 54 (6): 678-688.

［310］ van den Boogaard M, Slooter AJC, Bruggemann RJM, et al.Effect of Haloperidol on Survival Among Critically Ill Adults With a High Risk of Delirium: The REDUCE Randomized Clinical Trial.JAMA, 2018, 319 (7): 680-690.

［311］ Wu YC, Tseng PT, Tu YK, et al.Association of Delirium Response and Safety of Pharmacological

Interventions for the Management and Prevention of Delirium:A Network Meta-analysis.JAMA Psychiatry,2019,76(5):526-535.

[312] Devlin JW,Al-Qadhee NS,Skrobik Y.Pharmacologic prevention and treatment of delirium in critically ill and non-critically ill hospitalised patients:a review of data from prospective,randomised studies.Best Pract Res Clin Anaesthesiol,2012,26(3):289-309.

[313] American Geriatrics Society Expert Panel on Postoperative Delirium in Older A.American Geriatrics Society abstracted clinical practice guideline for postoperative delirium in older adults.J Am Geriatr Soc, 2015,63(1):142-150.

[314] Khan BA,Perkins AJ,Campbell NL,et al.Pharmacological Management of Delirium in the Intensive Care Unit:A Randomized Pragmatic Clinical Trial.J Am Geriatr Soc,2019,67(5):1057-1065.

[315] Maneeton B,Maneeton N,Srisurapanont M,et al.Quetiapine versus haloperidol in the treatment of delirium:a double-blind,randomized,controlled trial.Drug Des Devel Ther,2013,7:657-667.

[316] Yoon HJ,Park KM,Choi WJ,et al.Efficacy and safety of haloperidol versus atypical antipsychotic medications in the treatment of delirium.BMC Psychiatry,2013,13:240.

[317] Boettger S,Jenewein J,Breitbart W.Haloperidol,risperidone,olanzapine and aripiprazole in the management of delirium:A comparison of efficacy,safety,and side effects.Palliat Support Care,2015,13 (4):1079-1085.

[318] Girard TD,Exline MC,Carson SS,et al.Haloperidol and Ziprasidone for Treatment of Delirium in Critical Illness.N Engl J Med,2018,379(26):2506-2516.

[319] Girard TD,Pandharipande PP,Carson SS,et al.Feasibility,efficacy,and safety of antipsychotics for intensive care unit delirium:the MIND randomized,placebo-controlled trial.Critical care medicine,2010, 38(2):428-437.

[320] Devlin JW,Roberts RJ,Fong JJ,et al.Efficacy and safety of quetiapine in critically ill patients with delirium:a prospective,multicenter,randomized,double-blind,placebo-controlled pilot study.Critical care medicine,2010,38(2):419-427.

[321] Pandharipande PP,Sanders RD,Girard TD,et al.Effect of dexmedetomidine versus lorazepam on outcome in patients with sepsis:an a priori-designed analysis of the MENDS randomized controlled trial. Crit Care,2010,14(2):R38.

[322] Riker RR,Shehabi Y,Bokesch PM,et al.Dexmedetomidine vs midazolam for sedation of critically ill patients:a randomized trial.JAMA,2009,301(5):489-499.

[323] Ruokonen E,Parviainen I,Jakob SM,et al.Dexmedetomidine versus propofol/midazolam for long-term sedation during mechanical ventilation.Intensive Care Med,2009,35(2):282-290.

[324] Brodie MJ,Overstall PW,Giorgi L.Multicentre,double-blind,randomised comparison between lamotrigine and carbamazepine in elderly patients with newly diagnosed epilepsy.The UK Lamotrigine Elderly Study Group.Epilepsy Res,1999,37(1):81-87.

[325] Rowan AJ,Ramsay RE,Collins JF,et al.New onset geriatric epilepsy:a randomized study of gabapentin, lamotrigine,and carbamazepine.Neurology,2005,64(11):1868-1873.

[326] Saetre E,Perucca E,Isojarvi J,et al.An international multicenter randomized double-blind controlled trial of lamotrigine and sustained-release carbamazepine in the treatment of newly diagnosed epilepsy in the elderly.Epilepsi,2007,48(7):1292-1302.

[327] Werhahn KJ,Trinka E,Dobesberger J,et al.A randomized,double-blind comparison of antiepileptic drug

treatment in the elderly with new-onset focal epilepsy.Epilepsia,2015,56(3):450-459.

［328］Treiman DM,Meyers PD,Walton NY,et al.A comparison of four treatments for generalized convulsive status epilepticus.Veterans Affairs Status Epilepticus Cooperative Study Group.N Engl J Med,1998,339 (12):792-798.

［329］Alldredge BK,Gelb AM,Isaacs SM,et al.A comparison of lorazepam,diazepam,and placebo for the treatment of out-of-hospital status epilepticus.N Engl J Med,2001,345(9):631-637.

［330］Silbergleit R,Durkalski V,Lowenstein D,et al.Intramuscular versus intravenous therapy for prehospital status epilepticus.N Engl J Med,2012,366(7):591-600.

［331］Leppik IE,Derivan AT,Homan RW,et al.Double-blind study of lorazepam and diazepam in status epilepticus.JAMA,1983,249(11):1452-1454.

［332］Gilad R,Izkovitz N,Dabby R,et al.Treatment of status epilepticus and acute repetitive seizures with i.v.valproic acid vs phenytoin.Acta Neurol Scand,2008,118(5):296-300.

［333］Misra UK,Kalita J,Patel R.Sodium valproate vs phenytoin in status epilepticus:a pilot study.Neurology, 2006,67(2):340-342.

［334］Agarwal P,Kumar N,Chandra R,et al.Randomized study of intravenous valproate and phenytoin in status epilepticus.Seizure,2007,16(6):527-532.

［335］Chen WB,Gao R,Su YY,et al.Valproate versus diazepam for generalized convulsive status epilepticus:a pilot study.Eur J Neurol,2011,18(12):1391-1396.

［336］Glauser T,Shinnar S,Gloss D,et al.Evidence-Based Guideline:Treatment of Convulsive Status Epilepticus in Children and Adults:Report of the Guideline Committee of the American Epilepsy Society. Epilepsy Curr,2016,16(1):48-61.

［337］中国医师协会神经内科分会癫痫专委会.成人全面性惊厥性癫痫持续状态治疗中国专家共识.国际 神经病学神经外科学杂志,2018,45(1):1-4.

［338］Jordan KG,Hirsch LJ.In nonconvulsive status epilepticus(NCSE),treat to burst-suppression:pro and con. Epilepsia,2006,47 Suppl 1 :41-45.

［339］Beghi E,Carpio A,Forsgren L,et al.Recommendation for a definition of acute symptomatic seizure. Epilepsia,2010,51(4):671-675.

［340］Hesdorffer DC,Benn EK,Cascino GD,et al.Is a first acute symptomatic seizure epilepsy？ Mortality and risk for recurrent seizure.Epilepsia,2009,50(5):1102-1108.

［341］Fields MC,Labovitz DL,French JA.Hospital-onset seizures:an inpatient study.JAMA Neurol,2013,70 (3):360-364.

［342］Riggs JE.Neurologic manifestations of electrolyte disturbances.Neurol Clin,2002,20(1):227-239,vii.

［343］Wu CC,Pai TY,Hsiao FY,et al.The Effect of Different Carbapenem Antibiotics(Ertapenem,Imipenem/ Cilastatin,and Meropenem)on Serum Valproic Acid Concentrations.Ther Drug Monit,2016,38(5):587- 592.

［344］van den Berghe G,Wouters P,Weekers F,et al.Intensive insulin therapy in critically ill patients.N Engl J Med,2001,345(19):1359-1367.

［345］Malmberg K,Norhammar A,Wedel H,et al.Glycometabolic state at admission:important risk marker of mortality in conventionally treated patients with diabetes mellitus and acute myocardial infarction:long-term results from the Diabetes and Insulin-Glucose Infusion in Acute Myocardial Infarction(DIGAMI) study.Circulation,1999,99(20):2626-2632.

［346］Krinsley JS.Effect of an intensive glucose management protocol on the mortality of critically ill adult patients.Mayo Clin Proc,2004,79(8):992-1000.

［347］Pittas AG,Siegel RD,Lau J.Insulin therapy for critically ill hospitalized patients:a meta-analysis of randomized controlled trials.Arch Intern Med,2004,164(18):2005-2011.

［348］Ishihara M,Kojima S,Sakamoto T,et al.Acute hyperglycemia is associated with adverse outcome after acute myocardial infarction in the coronary intervention era.Am Heart J,2005,150(4):814-820.

［349］Moghissi ES,Korytkowski MT,DiNardo M,et al.American Association of Clinical Endocrinologists and American Diabetes Association consensus statement on inpatient glycemic control.Diabetes Care,2009,32(6):1119-1131.

［350］14.Diabetes Care in the Hospital:Standards of Medical Care in Diabetes-2018.Diabetes Care,2018,41(Suppl 1):S144-S151.

［351］中国医师协会内分泌代谢科医师分会,中国住院患者血糖管理专家组.中国住院患者血糖管理专家共识.中国内分泌代谢杂志,2017,33(1):1-10.

［352］韩晓菲,田慧,裴育,等.老年患者住院期间发生严重高血糖情况分析.中华老年多器官疾病杂志,2013,12(5):363-366.

［353］Finfer S,Chittock DR,Su SY,et al.Intensive versus conventional glucose control in critically ill patients.N Engl J Med,2009,360(13):1283-1297.

［354］Griesdale DE,de Souza RJ,van Dam RM,et al.Intensive insulin therapy and mortality among critically ill patients:a meta-analysis including NICE-SUGAR study data.CMAJ,2009,180(8):821-827.

［355］Sathya B,Davis R,Taveira T,Whitlatch H,et al.Intensity of peri-operative glycemic control and postoperative outcomes in patients with diabetes:a meta-analysis.Diabetes Res Clin Pract,2013,102(1):8-15.

［356］Umpierrez G,Cardona S,Pasquel F,et al.Randomized Controlled Trial of Intensive Versus Conservative Glucose Control in Patients Undergoing Coronary Artery Bypass Graft Surgery:GLUCO-CABG Trial.Diabetes Care,2015,38(9):1665-1672.

［357］Glucose Concentrations of Less Than 3.0 mmol/L(54 mg/dL)Should Be Reported in Clinical Trials:A Joint Position Statement of the American Diabetes Association and the European Association for the Study of Diabetes.Diabetes Care,2017,40(1):155-157.

［358］中国老年医学学会老年内分泌代谢分会,国家老年疾病临床医学研究中心(解放军总医院,中国老年糖尿病诊疗措施专家共识编写组.中国老年2型糖尿病诊疗措施专家共识(2018年版).中华内科杂志,2018,57(9):626-641.

［359］Singer P,Blaser AR,Berger MM,et al.ESPEN guideline on clinical nutrition in the intensive care unit.Clin Nutr,2019,38(1):48-79.

［360］中华预防医学会微生态学分会.中国消化道微生态调节剂临床应用共识(2016版).中国微生态学杂志,2016,28(6):621-631.

［361］McClave SA,Taylor BE,Martindale RG,et al.Guidelines for the Provision and Assessment of Nutrition Support Therapy in the Adult Critically Ill Patient:Society of Critical Care Medicine(SCCM)and American Society for Parenteral and Enteral Nutrition(A.S.P.E.N.).JPEN J Parenter Enteral Nutr,2016,40(2):159-211.

［362］McClave SA,DiBaise JK,Mullin GE,et al.ACG Clinical Guideline:Nutrition Therapy in the Adult Hospitalized Patient.Am J Gastroenterol,2016,111(3):315-334;quiz 335.

［363］Doig GS, Heighes PT, Simpson F, et al.Early enteral nutrition, provided within 24 h of injury or intensive care unit admission, significantly reduces mortality in critically ill patients: a meta-analysis of randomised controlled trials.Intensive Care Med, 2009, 35 (12): 2018-2027.

［364］Marik PE, Zaloga GP.Early enteral nutrition in acutely ill patients: a systematic review.Critical care medicine, 2001, 29 (12): 2264-2270.

［365］邓云霞, 孙志琴, 徐正梅.ICU 病人早期肠内营养输注速度与腹内压的相关性研究.肠外与肠内营养, 2014, 21 (5): 311-312.

［366］Reintam Blaser A, Starkopf J, Alhazzani W, et al.Early enteral nutrition in critically ill patients: ESICM clinical practice guidelines.Intensive Care Med, 2017, 43 (3): 380-398.

［367］Plauth M, Bernal W, Dasarathy S, et al.ESPEN guideline on clinical nutrition in liver disease.Clin Nutr, 2019, 38 (2): 485-521.

［368］Zhu Y, Yin H, Zhang R, et al.Gastric versus postpyloric enteral nutrition in elderly patients (age >/= 75 years) on mechanical ventilation: a single-center randomized trial.Crit Care, 2018, 22 (1): 170.

［369］Wewalka M, Drolz A, Seeland B, et al.Different enteral nutrition formulas have no effect on glucose homeostasis but on diet-induced thermogenesis in critically ill medical patients: a randomized controlled trial.Eur J Clin Nutr, 2018, 72 (4): 496-503.

［370］Casaer MP, Mesotten D, Hermans G, et al.Early versus late parenteral nutrition in critically ill adults.N Engl J Med, 2011, 365 (6): 506-517.

［371］Heyland D, Muscedere J, Wischmeyer PE, et al.A randomized trial of glutamine and antioxidants in critically ill patients.N Engl J Med, 2013, 368 (16): 1489-1497.

［372］van Zanten AR, Sztark F, Kaisers UX, et al.High-protein enteral nutrition enriched with immune-modulating nutrients vs standard high-protein enteral nutrition and nosocomial infections in the ICU: a randomized clinical trial.JAMA, 2014, 312 (5): 514-524.

［373］Wischmeyer PE.Tailoring nutrition therapy to illness and recovery.Crit Care, 2017, 21 (Suppl 3): 316.

［374］中华医学会神经外科学分会, 中国神经外科重症管理协作组.中国神经外科重症患者消化与营养管理专家共识 (2016).中华医学杂志, 2016, 96 (21): 1643-1647.

［375］Grau T, Bonet A.Caloric intake and liver dysfunction in critically ill patients.Curr Opin Clin Nutr Metab Care, 2009, 12 (2): 175-179.

［376］吴道宏, 吴本俨.低热量营养支持用于高龄老年患者的可行性.中华临床营养杂志, 2010, 18 (1): 9-11.

［377］Ferrie S, Allman-Farinelli M, Daley M, et al.Protein Requirements in the Critically Ill: A Randomized Controlled Trial Using Parenteral Nutrition.JPEN J Parenter Enteral Nutr, 2016, 40 (6): 795-805.

［378］Loman BR, Luo M, Baggs GE, et al.Specialized High-Protein Oral Nutrition Supplement Improves Home Nutrient Intake of Malnourished Older Adults Without Decreasing Usual Food Intake.JPEN J Parenter Enteral Nutr, 2018.

［379］Welte T, Dellinger RP, Ebelt H, et al.Efficacy and safety of trimodulin, a novel polyclonal antibody preparation, in patients with severe community-acquired pneumonia: a randomized, placebo-controlled, double-blind, multicenter, phase II trial (CIGMA study).Intensive Care Med, 2018, 44 (4): 438-448.

［380］Giamarellos-Bourboulis EJ, Tziolos N, Routsi C, et al.Improving outcomes of severe infections by multidrug-resistant pathogens with polyclonal IgM-enriched immunoglobulins.Clin Microbiol Infect, 2016, 22 (6): 499-506.

［381］Wu J, Zhou L, Liu J, et al.The efficacy of thymosin alpha 1 for severe sepsis (ETASS): a multicenter, single-blind, randomized and controlled trial.Crit Care, 2013, 17 (1): R8.

[382] Gill TM, Gahbauer EA, Han L, et al.Trajectories of disability in the last year of life.N Engl J Med, 2010, 362 (13): 1173-1180.

[383] Pilotto A, Cella A, Pilotto A, et al.Three Decades of Comprehensive Geriatric Assessment: Evidence Coming From Different Healthcare Settings and Specific Clinical Conditions.J Am Med Dir Assoc, 2017, 18 (2): 192 e191-192 e111.

[384] Ellis G, Whitehead MA, Robinson D, et al.Comprehensive geriatric assessment for older adults admitted to hospital: meta-analysis of randomised controlled trials.BMJ, 2011, 343: d6553.

[385] Baztan JJ, Suarez-Garcia FM, Lopez-Arrieta J, et al.Effectiveness of acute geriatric units on functional decline, living at home, and case fatality among older patients admitted to hospital for acute medical disorders: meta-analysis.BMJ, 2009, 338: b50.

[386] Ellis G, Whitehead MA, O'Neill D, et al.Comprehensive geriatric assessment for older adults admitted to hospital.Cochrane Database Syst Rev, 2011, (7): CD006211.

[387] Fox MT, Persaud M, Maimets I, et al.Effectiveness of acute geriatric unit care using acute care for elders components: a systematic review and meta-analysis.J Am Geriatr Soc, 2012, 60 (12): 2237-2245.

[388] Alvear-Vega S, Canteros-Gatica J. [Performance evaluation of APACHE II and SAPS III in an intensive care unit].Rev Salud Publica (Bogota), 2018, 20 (3): 373-377.

[389] Haq A, Patil S, Parcells AL, et al.The Simplified Acute Physiology Score III Is Superior to the Simplified Acute Physiology Score II and Acute Physiology and Chronic Health Evaluation II in Predicting Surgical and ICU Mortality in the "Oldest Old".Curr Gerontol Geriatr Res, 2014, 2014: 934852.

[390] Raith EP, Udy AA, Bailey M, et al.Prognostic Accuracy of the SOFA Score, SIRS Criteria, and qSOFA Score for In-Hospital Mortality Among Adults With Suspected Infection Admitted to the Intensive Care Unit.JAMA, 2017, 317 (3): 290-300.

[391] Santa Cruz R, Villarejo F, Figueroa A, et al.Mortality in Critically Ill Elderly Individuals Receiving Mechanical Ventilation.Respiratory care, 2019, 64 (4): 473-483.

[392] 赵志锐, 王慧娟, 张鑫, 等. 老年多器官功能不全综合征预后评估五种评分系统比较. 武警医学, 2014, 12: 1195-1198.

08